中国抗癌协会宫颈癌专业委员会系列丛书

总主编　林仲秋　周　琦

宫颈癌
患者
指导手册

组织编写

中国抗癌协会宫颈癌专业委员会

主　编

李慧玲　李大鹏　张师前

副主编

王建东　吴　强　卢淮武

人民卫生出版社

·北京·

图书在版编目（CIP）数据

宫颈癌患者指导手册 / 李慧玲，李大鹏，张师前主编. -- 北京：人民卫生出版社，2024.8（2024.11重印）.
ISBN 978-7-117-36693-9

Ⅰ. R737.33-62

中国国家版本馆 CIP 数据核字第 2024EH8582 号

人卫智网	**www.ipmph.com**	医学教育、学术、考试、健康，购书智慧智能综合服务平台
人卫官网	**www.pmph.com**	人卫官方资讯发布平台

宫颈癌患者指导手册
Gongjing'ai Huanzhe Zhidao Shouce

组织编写： 中国抗癌协会宫颈癌专业委员会
主　　编： 李慧玲　李大鹏　张师前
出版发行： 人民卫生出版社（中继线 010-59780011）
地　　址： 北京市朝阳区潘家园南里 19 号
邮　　编： 100021
E - mail： pmph @ pmph.com
购书热线： 010-59787592　010-59787584　010-65264830
印　　刷： 北京建宏印刷有限公司
经　　销： 新华书店
开　　本： 850×1168　1/32　**印张：** 3.5
字　　数： 78 千字
版　　次： 2024 年 8 月第 1 版
印　　次： 2024 年 11 月第 3 次印刷
标准书号： ISBN 978-7-117-36693-9
定　　价： 38.00 元

打击盗版举报电话： 010-59787491　**E-mail：** WQ @ pmph.com
质量问题联系电话： 010-59787234　**E-mail：** zhiliang @ pmph.com
数字融合服务电话： 4001118166　**E-mail：** zengzhi @ pmph.com

编写委员会

专家委员会

林仲秋　中山大学孙逸仙纪念医院
周　琦　重庆大学附属肿瘤医院
盛修贵　中国医学科学院肿瘤医院深圳医院
王丹波　辽宁省肿瘤医院
李　斌　中国医学科学院肿瘤医院
刘开江　上海交通大学医学院附属仁济医院
田小飞　陕西省肿瘤医院
朱　滔　浙江省肿瘤医院

顾　问

王建六　北京大学人民医院
魏丽惠　北京大学人民医院
盛修贵　中国医学科学院肿瘤医院深圳医院

编　委（按姓氏笔画排序）

王建东　首都医科大学附属北京妇产医院
石汉平　首都医科大学附属北京世纪坛医院
卢淮武　中山大学孙逸仙纪念医院
冯　帅　山东省肿瘤医院
邢艳霞　青海省肿瘤医院
师　伟　山东中医药大学附属医院

曲　姗　北京大学人民医院
刘晓倩　首都医科大学附属北京世纪坛医院
安　方　北京大学人民医院
孙秀丽　北京大学人民医院
李大鹏　山东省肿瘤医院
李慧玲　北京大学人民医院
杨嘉颐　北京大学人民医院
吴　强　江苏省肿瘤医院
邱　惠　武汉大学中南医院
张　颐　中国医科大学附属第一医院
张师前　山东大学齐鲁医院
陈　飞　北京协和医院
罗红学　北京大学人民医院
赵　昀　北京大学人民医院
柯桂好　复旦大学附属肿瘤医院
黄　鹤　中山大学肿瘤防治中心
黄曼妮　中国医学科学院肿瘤医院
谢　鹏　山东省肿瘤医院
谢广伦　河南省肿瘤医院

编写秘书：罗红学　冯　帅

序　言

　　宫颈癌是女性最常见的恶性肿瘤之一,一旦确诊,对于患者个人及其家庭将会造成巨大的经济和精神压力。即使是宫颈的癌前病变,也会给患者带来很多的困扰。面对宫颈癌及其癌前病变时,患者总是感觉迷茫和无助。尽管临床医生给出了检查和治疗建议,但仍有很多女性出现焦虑。因此,向广大女性普及宫颈癌的相关知识非常重要。基于对发病原因和发展过程的认识,以及成熟、有效的诊断和治疗方法,宫颈癌是目前唯一病因明确且可以预防的癌症,因此,有必要将这些知识告知大众,使女性有自我保护意识,通过适龄女性接种HPV疫苗,自觉定期接受宫颈癌筛查,达到预防宫颈癌的目的。

　　中国抗癌协会宫颈癌专业委员会组织具有丰富临床经验的多名专家编写了本手册,从宫颈癌相关的9个知识层面,解答了129个相关问题。手册内容涵盖了宫颈癌的发病原因、人乳头瘤病毒疫苗接种、筛查方法、癌前病变的诊断及治疗,特别详细介绍了宫颈癌的诊断和治疗等。本手册深入浅出,通俗易懂,对于广大女性特别是受此病影响的女性将有所帮助，可以建立预防和治疗宫颈癌的信心，战胜疾病。对于其他学科的医务人员也有参考价值。

魏丽惠

北京大学人民医院　教授

北京大学医学部妇产科学系　名誉主任

中国优生科学协会阴道镜和宫颈病理学分会　主任委员

2024 年 8 月

前　言

　　宫颈癌是严重威胁女性生殖健康的恶性肿瘤,已成为全球关注的公共卫生问题,2018 年 5 月 19 日世界卫生组织(World Health Organization,WHO)总干事向全球发出"消除宫颈癌"的号召,此倡议得到了国际相关专业学会及各国政府的积极响应。2020 年 1 月 WHO 正式发布了全球首个消除宫颈癌战略。宫颈癌是目前唯一病因明确且可以预防的癌症,早发现、规范治疗及患者的积极配合可以大大提高治疗效果。中国抗癌协会宫颈癌专业委员会组织全国本领域相关专家,编写了《宫颈癌患者指导手册》,旨在帮助公众提升对宫颈癌各方面的认知,便于患者及家属参与肿瘤的诊断、治疗和康复的全过程,达到最好的疗效和生存质量。

　　本书出版之际,恳切希望广大读者在阅读过程中不吝赐教,欢迎发送邮件至邮箱 renweifuer@pmph.com,或扫描下方二维码,关注"人卫妇产科学",对我们的工作

予以批评指正，以期再版修订时进一步完善，更好地为
大家服务。

林仲秋

中国抗癌协会宫颈癌专业委员会　主任委员

2024 年 8 月

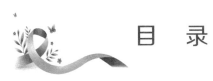

目　录

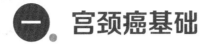

一. 宫颈癌基础

1. 什么是宫颈癌?

宫颈癌是女性生殖道最常见的恶性肿瘤,来源于宫颈上皮组织,通常由高级别宫颈上皮内病变发展而来,其发生发展往往经历10～20年的时间。常见的病理类型包括鳞状细胞癌、腺癌等。通过健康教育及接种人乳头瘤病毒(human papilloma virus,HPV)疫苗、筛查、阻断癌前病变的发展,早发现、早治疗,宫颈癌是可以预防、治愈,甚至消除的恶性肿瘤。

2. 哪些人容易患宫颈癌?

现已明确高危型人乳头瘤病毒(high risk human papilloma virus,HR-HPV)持续感染是宫颈癌前病变及宫颈癌的主要原因。有正常性行为的女性一生中感染至少1种型别HPV的概率达80%,但绝大多数感染会在2年内被自动清除。随着年龄的增长,宫颈HPV感染率明显下降。只有很少一部分人会发生持续感染,进而发展为癌前病变甚至宫颈癌。如果同时存在其他高危因素,会导致HR-HPV感染持续存在并进展为宫颈癌,可能的高危因素如下。

行为危险因素:初次性生活过早(<16岁)、多个

（＞2 个）性伴侣（包括男方多个性伴侣）、早婚早育、多孕多产、长期服用口服避孕药、吸烟（主动／被动）、营养不良、保健意识缺乏、不愿意主动接受宫颈癌筛查等。

生物学因素：患有性传播疾病（男女双方），人类免疫缺陷病毒（human immunodeficiency virus，HIV）感染；单纯疱疹病毒 2（herpes simplex virus，HSV-2）感染，沙眼衣原体和淋病奈瑟菌等协同感染；性伴侣有疱疹病毒感染、HPV 感染、患阴茎癌、包皮过长、包茎或免疫功能下降等。

③. HPV 是什么？

HPV 即人乳头瘤病毒，是一种球形 DNA 病毒，能特异性地感染表皮和黏膜上皮，并能在人类和其他物种中诱发多种良性和恶性肿瘤。研究显示，98% 的宫颈癌都与高危型 HPV 持续感染有关。目前发现，HPV 家族有 200 多位成员，按其对人体的危害可分为低危型和高危型。其中有 40 种能够感染男性和女性的生殖道，感染部位包括子宫颈、外阴、阴道、阴茎、肛门等，HPV 16 型、18 型为高危型的主力军，大约 70% 的宫颈癌与这两种型别的感染有关；而低危型以 6 型和 11 型为主，主要引起生殖器疣和良性病变。

④. 日常生活中 HPV 的感染途径有哪些？

HPV 广泛存在于自然界中，主要经密切接触传播。性接触是 HPV 的主要传播途径，如短期内有多个性伴侣和多次性关系、口腔生殖器接触以及患有性传播疾病史。除了性接触外，HPV 可通过间接接触经病毒所污染的物品传播，如毛巾、浴巾、马桶垫、浴盆、衣物等。另外，HPV 还可以通过破损的皮肤、黏膜感染，在日常生活中不注意卫生，如果皮肤黏膜上有破口，接触到这些带病毒的分泌物也会增加感染机会。感染 HPV 的女性在分娩过程中可能传染给新生儿，也可通过环境污染物传播。

⑤。如何清除 HPV？

　　感染 HPV 后，很多人会出现焦虑、抑郁、恐惧、内疚等负面情绪，以为很快就会得宫颈癌。其实，感染 HPV 和宫颈癌不能划等号。感染 HPV 后只有极少数人会患宫颈癌。建议发现感染 HPV 后，到医院进一步检查明确是单纯的 HPV 感染，还是已经发生宫颈病变或宫颈癌。HPV 感染目前没有特效药物，治疗原则是治病不治毒。单纯 HPV 感染不需要治疗，如果 HPV 感染所致的病变持续存在，可以采用综合的治疗方法，包括物理治疗如激光、冷冻、射频、光动力等，免疫加强疗法如局部使用药物等。如果宫颈已经发生癌前病变或进展为宫颈癌，则需要根据病情的严重程度进行宫颈锥切术或子宫切除等手术治疗或放疗。

　　日常生活中应注意性生活卫生，以防止病原体入侵，交叉感染。使用避孕套可以降低感染的风险。如果同时患有阴道炎症，建议积极治疗，恢复阴道的微生态。适当的运动、合理的饮食、充足的睡眠是提高免疫力的有效途径，必要时可寻求心理辅导，给予个体化的心理治疗。

⑥。宫颈癌会遗传吗？

　　宫颈癌不是遗传病。宫颈癌的发展过程可以简单地总结为 4 个阶段：①HR-HPV 感染→②HR-HPV 持续感染状态 → ③发生宫颈病变（CIN 1～CIN 3）→④发展为宫颈癌。从这里可以清楚地看到，宫颈癌并非遗传而来，HPV 感染才是宫颈癌的"元凶"。由 HPV 感染导致宫颈癌的时间各有不同，通常从 HPV 感染进展为宫颈癌前病变的时间相对较短（<5 年），而从宫颈癌前病变进展为浸润癌需要 10～20 年。但是，宫颈癌虽和遗传关系不大，但是有明显的家族聚集现象，若家中有人罹患宫颈癌，其他女性成员患癌的概率相对增加，这可能与相同的生活环境、生活方式、体质等有关。一些研究表明，不同的基因谱可能与病毒持续感染以及向 CIN 3/ 宫颈癌进展有关。如果其姐妹或母亲患宫颈癌，则其发生癌症的风险是正常女性的 2 倍。

二. 宫颈癌预防

7. 如何预防宫颈癌?

几乎所有的宫颈癌都是由长期高危型 HPV 持续感染引起的,所以阻断 HPV 感染是预防的第一步。接种 HPV 疫苗是防治宫颈癌的有效手段。女性在开始首次性生活前接种 HPV 疫苗的效果最佳。第二步,通过定期宫颈癌筛查,可以早发现、早治疗癌前病变,避免发生宫颈癌。宫颈癌的筛查方法有宫颈液基薄层细胞学检查(thin-prep cytology test,TCT)和 HPV 检测。最后,在性生活中使用男用或女用避孕套来达到屏障保护的目的,预防 HPV 感染,特别是有高危行为的女性应避免高危因素的发生,积极治疗阴道炎、慢性宫颈疾病、性传播疾病,改变不良生活习惯,注意个人卫生,坚持运动,不抽烟酗酒,提高自身免疫力,达到远离宫颈癌的目的。

8. 什么是宫颈癌的一级预防?

宫颈癌的一级预防也称初级预防,是对病因学的预防,即在问题发生前采取有效措施,减少或消除各种致癌因素对人体的致癌作用。宫颈癌一级预防的主要措施包括开展健康教育和接种 HPV 预防性疫苗。目前,我国国家药品监督管理局(National Medical Products

Administration，NMPA）共批准 5 种 HPV 疫苗上市，分别为 3 种二价 HPV 疫苗、1 种四价 HPV 疫苗和 1 种九价 HPV 疫苗。二价 HPV 疫苗针对 HPV 16 型、18 型，四价疫苗针对 HPV 6 型、11 型、16 型、18 型，九价疫苗针对 HPV 6 型、11 型、16 型、18 型、31 型、45 型、52 型、58 型。接种 HPV 疫苗，从而预防感染，特别是对于从未感染过 HPV 的青少年女性，接种疫苗的保护力最强，也是一级预防最主要的内容。但需要强调的是，HPV 疫苗不能 100% 预防宫颈癌的发生，因此接种过疫苗的女性，仍然需要定期进行宫颈癌筛查。另外，开展健康教育，减少诱发宫颈癌的高危因素，正确认识 HPV 感染与宫颈病变、宫颈癌的关系，既要避免"谈毒色变"所致的不必要恐慌，又要重视致病后的高危因素排查。加强青少年性卫生咨询与健康教育，排除性生活紊乱导致的促癌因素；重视对青年男女婚前的健康检查与指导。培养良好的生活习惯，加强身体锻炼，均衡膳食，增强体质，加强机体的免疫力等，也是预防宫颈癌的有效方法。

⑨. 打了 HPV 疫苗就可以完全预防宫颈癌吗？

　　HR-HPV 持续感染是宫颈癌发病的主要原因，其中感染高危型 HPV 16 型、18 型约导致了 70% 的宫颈癌，接种 HPV 疫苗可有效预防 HPV 感染及相关疾病。二价、四价、九价 HPV 疫苗都可以预防这两种高危型 HPV 感染。二价疫苗可预防 70% 的宫颈癌，四价疫苗可预防 70% 的宫颈癌和 90% 的尖锐湿疣，九价疫苗可以预防 90% 的宫颈癌和 90% 的尖锐湿疣。目前接种的是预防性疫苗，若检测结果提示已感染 HPV 16 型、18 型，疫苗并不能清除病毒，不能治疗现有的 HPV 感染或 HPV 相关癌症，但会对预防其他高危型 HPV 感染有一定的交叉保护作用。HPV 疫苗不能覆盖所有高危型病毒，"价"代表的是覆盖 HPV 类型的数量，即不是所有的 HPV 都在疫苗预防之列，所以接种 HPV 疫苗后，依然有发生宫颈病变的风险，有性生活的女性，仍需要定期做宫颈癌筛查。

10. 哪些人需要接种 HPV 预防性疫苗？

WHO 推荐接种 HPV 疫苗的首要目标人群是 9～14 岁的女孩，次要目标人群是 15 岁以上的女性或男性。目前 HPV 疫苗的适用年龄范围是 9～45 岁。HPV 疫苗在首次性行为之前接种效果最佳；并且越早接种，免疫效果越好。有一些高危行为人群、特殊人群更需要接种 HPV 疫苗，初次性行为年龄过早、性伴侣数过多或有多个性伴侣、早婚、早孕、多孕、多产、患性传播疾病、吸烟、长期口服避孕药等适龄女性应尽早接种 HPV 疫苗。有 HPV 感染或细胞学检查异常的女性，下生殖道癌前病变/癌症治疗史的人群，免疫功能低下的人群（如 HIV 感染的女性，自身免疫性疾病患者包括桥本甲状腺炎、系统性红斑狼疮、风湿性关节炎、结缔组织病、干燥综合征、白塞综合征等，以及器官/骨髓移植后长期服用免疫抑制剂、患糖尿病及肾衰竭接受血液透析的适龄女性），在病情允许时可以接种 HPV 疫苗。虽然目前尚无证据证明 HPV 疫苗对妊娠和胎儿发育有不良影响，但不建议孕期注射。应按照 HPV 疫苗说明进行规范使用。所有接种过 HPV 疫苗的女性，仍需要接受规范的宫颈癌筛查。

11. HPV 预防性疫苗需要打多少针?

HPV 疫苗刚开始推广接种时,均推荐三针接种方案。2022 年 12 月,WHO 更新推荐,单剂次方案也可以提供与两剂次方案相当的功效和保护持久性。目前 WHO 建议:针对 9~20 岁的女性,可采用一剂或两剂方案;针对 21 岁以上的女性需要接种两剂,间隔 6 个月;免疫缺陷或 HIV 感染者应优先接种疫苗,免疫功能低下的女性应接种至少两剂,三剂最佳。在中国,批准的疫苗多数针对 9~45 岁的女性,建议接种三剂,9~14 岁女童也可以接种两剂。

12. 注射 HPV 疫苗安全吗?

HPV 疫苗的获批前试验和获批后超过 15 年的监测期间的安全性数据为疫苗的安全性提供了大量证据。HPV 疫苗中含有 HPV 的病毒衣壳蛋白 L1,在一定的条件下组装成为 HPV 病毒样颗粒,这种颗粒不含病毒遗传性物质,因此不具有感染性和致癌性,但可诱导机体产生特异性抗体,从而达到预防相关类型 HPV 感染而致疾病的目的。HPV 疫苗不包含抗生素或防腐剂,临床试验已经证实 HPV 疫苗是安全、有效的。预防性 HPV 疫苗的不良反应与流感疫苗、乙肝疫苗等类似,大部分没有或仅有轻微的不良反应,且短期内可自行缓解,严重的局部或全身性不良反应很少发生。主要不良反应包括注射部位发红、疼痛、红斑和瘙痒。发热和全身不适是最常见的全身症状,通过对症治疗可以缓解不良反应。偶见眩晕、呕吐、上呼吸道感染及接种部位的过敏、硬结、局部感觉

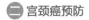

异常等。所以，身体健康的适龄女性可以放心使用。

13. 什么是宫颈癌的二级预防？

宫颈癌的二级预防是指对适龄无症状女性进行宫颈癌筛查，对筛查结果异常的人群进一步检查。若发现存在宫颈癌前病变，则进行相应的处理；若无癌前病变高风险，则定期随访管理。对于筛查结果未见异常的普通人群每3~5年再次筛查。

14. 宫颈癌的筛查方法有哪些？

最常见的宫颈癌筛查方法包括宫颈脱落细胞学检查和高危型 HPV 检测。对于卫生资源匮乏、经济落后的地区可以采用涂抹醋酸后肉眼观察的方法进行宫颈癌筛查。

宫颈脱落细胞学检查是指在妇科检查时，采用宫颈细胞学取样刷，刷取宫颈表面取得宫颈脱落细胞，及时进行固定保存做细胞学制片、染色等处理。然后由细胞学医生镜下观察细胞学的形态，初步判断患者是否存在宫颈病变的可能。

高危型 HPV 检测也和细胞学检查一样，从宫颈取材脱落细胞，然后送到实验室进行分子生物学检测，以了解是否存在与宫颈癌发生相关的高危型 HPV 感染。目前除了医生直接从宫颈表面取材进行 HPV 检测外，也可由本人进行 HPV 取样进行检测。目前自采样研究较多的是阴道自采样，也有一些研究在探索通过尿液自采样进行 HPV 检测。研究结果显示，自采样和医生取样具有高度的一致性，但并不一定完全符合，结果仅供参考。

因为高危型 HPV 检测灵敏度和特异度均较高，不需要细胞学医生，目前多建议先做高危型 HPV 检测，结果阳性再做细胞学检测。

醋酸肉眼筛查法是指在宫颈表面涂抹 5% 的醋酸、复方碘溶液，以观察子宫颈是否存在癌前病变。如果存在宫颈癌前病变，分别涂抹两种试剂后宫颈会发生相应的特征性改变，如醋白上皮、镶嵌、点状血管、碘染不着色等。这些特征性变化通常在阴道镜放大的作用下识别更清晰。如果卫生医疗资源有限，无法进行宫颈细胞学和 / 或 HPV 检测，可以采用该肉眼观察法初步筛查。

15. 多久进行一次宫颈癌筛查？

大部分宫颈癌的发生需要经过一个漫长的过程。癌前病变的过程长达 5 年甚至更长时间。为了避免过度医疗和不必要的潜在损害，中华预防医学会妇女保健分会制定的《子宫颈癌综合防控指南》中建议，若细胞学筛查结果为阴性，每 3 年复查 1 次；若 HPV 筛查结果为阴性，每 3～5 年重复筛查。

对于有高危因素的女性，如免疫功能低下或免疫功能缺陷、进行器官移植或既往接受过宫颈上皮内瘤变（cervical intraepithelial neoplasia，CIN）治疗者，建议按照医生的医嘱进行筛查，必要时可缩短筛查时间间隔。

另外，由于我国医疗资源分布不均匀，医疗质量参差不齐，对于筛查结果未见异常的女性，若存在临床症状，如阴道分泌物色黄、阴道炎反复发生、同房出血、阴道异常出血等，应及时就诊，进一步诊治。

16. 什么年龄开始做宫颈癌筛查？哪些人需要进行宫颈癌筛查？

WHO 建议在 30 岁及以上的女性中筛查，对于 HIV 感染或在 HIV 感染高发区居住、机体免疫功能低下的女性，筛查起始年龄建议从有性生活的第 1 年开始。根据我国目前宫颈癌发病年龄特点，我国推荐一般风险女性的筛查起始年龄在 25～30 岁。但考虑到疾病的发生通常需要经过一定时间，年轻人群性行为较活跃，是 HPV 感染的高峰人群，21 岁以下的年轻女性患宫颈癌却非常少见，过度筛查可能造成过度医疗和资源浪费。故建议 21 岁以后有性生活的女性可以进行宫颈癌筛查。对于性生活开始年龄较早的人群，性生活活跃或有多个性伴侣，或存在临床症状如同房出血、分泌物多等情况，建议到医院就诊时向医生咨询宫颈癌筛查事宜。

17. 什么年龄可以不做筛查了？

65 岁及以上女性若过去 10 年内每 3 年 1 次、连续 3 次细胞学检查无异常或每 5 年 1 次、连续 2 次 HPV 检测阴性或联合筛查阴性，无高级别鳞状上皮内病变（high-grade squamous intraepithelial lesion，HSIL）、原位腺癌（adenocarcinoma in situ，AIS）或宫颈浸润癌病史，则无须继续筛查。

18. 子宫、宫颈已经切除了，还需要进行筛查吗？

非宫颈癌但已经行子宫全切术的女性，不会再发生宫颈癌，不需要进行宫颈癌的筛查。但阴道依然有可能会存在 HPV 感染，以及引起 HPV 感染相关的疾病。尤其是既往有过 HPV 感染或宫颈上皮内病变、宫颈癌的女性，依然应关注是否存在阴道壁 HPV 感染相关的疾病，需要定期刮取阴道涂片进行 TCT 和 HPV 检测。建议按照医生的医嘱进行必要的检查。若女性既往无 HPV 感染相关疾病，则不需要进行常规的阴道癌筛查。若有临床不适，如出血或者分泌物异常，建议及时就诊以排除阴道相关疾病。

19. TCT、HPV 检查结果异常怎么办？

TCT 是指宫颈细胞学检查。若宫颈细胞学检查结果异常，提示宫颈细胞的形态有异常。根据异常形态的细胞来源和异常程度不同，主要分为鳞状细胞异常和腺细胞异常两种。①鳞状细胞异常：包括意义不明的非典型鳞状细胞，不除外高度病变的非典型鳞状细胞，低度病变，高度病变，可见恶性细胞等。对于以上结果而言，除了意义不明的非典型鳞状细胞需要进一步做 HPV 检测进行分流之外，其他异常都应转诊，行阴道镜进一步检查。②腺细胞异常也有多种分类，主要类型为非典型腺细胞，根据其来源分为子宫颈管来源、子宫内膜来源及其他部位来源等；根据异常程度，可以分为意义不明的非典型腺细胞或非典型腺细胞倾向瘤变等。对于腺细胞异常而言，都应该转诊，行阴道镜进一步诊疗。非典型腺细胞的分流方法有 HPV 检测、细胞学复查、阴道镜检查及其他分流方式，具体可遵循医生建议。

20. 什么是阴道镜检查?

阴道镜是通过一个具有放大功能的镜头,在光源的照射下,在体外观察外阴、阴道和宫颈的仪器,通常不需要直接接触女性身体,患者不会有明显不适感,不需要麻醉。在检查的过程中,用生理盐水清洁阴道环境,然后用 5% 的醋酸涂抹宫颈和阴道可疑存在病变的区域,持续约 1 分钟后观察以上区域的变化。复方碘溶液是检查中常规使用的另外一种试剂,根据涂抹后的变化,识别可疑异常的区域。以上两种试剂使用过程中多无明显不适感,少数有轻微刺激感,身体可以耐受。

21. 哪些情况需要做阴道镜检查?

宫颈癌筛查结果异常者通常需要行阴道镜检查,详见"19.TCT、HPV 检查结果异常怎么办?"。检查的目的是进一步明确异常的部位、范围和程度,并在异常部位取材,进一步行病理化验以明确诊断,对于后续的诊疗计划具有关键性的作用。

22. 宫颈活检是怎么回事? 需要注意哪些情况?

阴道镜检查后,如果发现有可疑病变,医生通常会在可疑病变部位活检,活检标本大小通常为 3mm 左右,根据病变的范围和程度,单点或多点活检,部分患者还需要进行宫颈管搔刮术。宫颈活检和搔刮过程中患者多数无明显不适感,小部分会有被钳夹的不适感觉。

阴道镜检查如果未取活检,通常不影响正常生活。但因阴道环境受到一定的影响,建议3～7天不要有性生活。如果取了活检,根据活检的情况,通常阴道内会放置棉球或纱布,一般4～24小时内取出。取出后可能会有少许血迹,3～5天就干净了。如果出血多,应及时到医院就诊。

23. 什么情况下需要做宫颈锥切术?

宫颈锥切是宫颈癌前病变治疗的常用方法之一。锥切的目的是将宫颈病变的区域全部切除。宫颈锥切术分为宫颈环形电切术(loop electrosurgical excision procedure,LEEP)、冷刀锥切术、激光切除术等。目前激光切除使用不多。以下情况需要进行宫颈锥切:①病理诊断为宫颈癌前病变者,包括CIN2、CIN3、宫颈原位腺癌(AIS)。②宫颈早期浸润癌要求保留生育功能者。③宫颈锥切后切缘残留宫颈高级别病变者。④伴有临床症状的宫颈"糜烂"样状态、宫颈柱状上皮外翻且有接触性出血、慢性宫颈炎分泌物多且药物治疗无效等良性病变者。

对于诊断并不明确的,也需要进行宫颈锥切。①宫颈细胞学结果为高风险,包括非典型鳞状细胞不除外高级别病变(ASC-H)、高级别鳞状上皮内病变(HSIL)、非典型腺细胞倾向瘤变(AGC-FN)、AIS或癌,但阴道镜检查和病理未发现有相应级别病变。②活检和/或宫颈管搔刮病理为宫颈癌前病变,但不除外有更严重的疾病。③临床症状或体征可疑宫颈癌但阴道镜检查或活检病理未发现相应级别病变。④HPV高危型感染导致的LSIL/CIN1持续存在1年以上,不能持续随访。

24. 环形电切术和冷刀锥切术有什么不同?

宫颈环形电切术(LEEP)和冷刀锥切术的共同之处是把宫颈病变切除,不同之处是使用的切割工具不同。

LEEP 使用电热切割技术把病变区域切除,冷刀锥切使用常温的手术刀切除病变。与冷刀锥切相比,LEEP 的优势在于切割的同时具有止血的作用,通常出血少,手术时间短,不超过 1 分钟即可完成切割,手术可在局部麻醉或静脉麻醉下完成,可以更好地保留宫颈原有的解剖结构,局部麻醉者术后即可离开医院,不需要留院观察。切割的同时具有止血作用既是 LEEP 的优点,也是 LEEP 的弊端。因为电热在止血的同时,也可能对切除的标本造成一定的影响,可能影响病理诊断。这就要求手术医生技术娴熟、病理科医生提高诊断水平,把电热损伤的影响降到忽略不计。目前临床工作中,LEEP 可以取代 90%~95% 的宫颈锥切术。LEEP 的切除范围主要取决于病变的分布范围和所选用电切环的大小,并非所有的 LEEP 切除范围都会小于冷刀锥切。除了电热损伤之外,LEEP 还有一个重要局限性是受电切环形状、大小的影响。对于部分病灶范围较大、病灶形态不规则、可疑有宫颈浸润癌或腺性病变的患者,为了给病理科提供更好的标本以明确诊断,通常更多考虑采用冷刀锥切术。

冷刀锥切的最大优势在于可以根据患者的病灶分布,尤其是不规则病变,量身定制个性化切除病灶,同时最大限度地保留标本的完整性。冷刀锥切术通常需要在硬膜外或静脉麻醉下进行,术后患者需要留院观察。

无论是 LEEP 还是冷刀锥切术,都可能存在病灶切除不干净的可能,这和使用什么样的工具无明显相关性。

三. 宫颈癌诊断

25. 宫颈癌有哪些症状?

早期的宫颈癌一般无明显症状和体征,常因为性接触出血而就诊,部分老年患者可表现为阴道不规则出血、分泌物增多或伴有恶臭。晚期的宫颈癌患者可出现下肢水肿、膀胱压迫导致的排尿障碍或直肠压迫所致的排便异常等症状,其中一些患者也可出现类似盆腔炎症、盆腔痛等不适。具体的症状、体征与临床分期、组织学类型以及肿物大小、生长方式有关。

26. 如何确诊宫颈癌?

宫颈癌的确诊最主要依据局部宫颈组织的病理结果。病理标本可通过阴道镜下的宫颈活检或宫颈锥切手术获得,肉眼可见宫颈病灶,可直接在病灶上钳取组织进行活检。

27. 盆腔超声检查可以查出宫颈癌吗?

经阴道或直肠行盆腔超声检查,可展示出宫颈的形态、大小和回声,同时还可以对可疑病灶内的血流分布、血流阻力指数进行分析,可协助诊断宫颈癌。但不能通过超声检查确诊宫颈癌。

28. 宫颈癌需要做 CT 和 MRI 检查吗?

宫颈癌在治疗前完善 CT 或磁共振成像(MRI)检查是必要的,必要时还需要做全身 PET/CT 检查。MRI 是目前各影像学检查中盆腔局部检查的首选方法,有助于病变的检出和大小、位置的判断,可检出是否有盆腔、腹膜后和腹股沟淋巴结转移,对于明确肿瘤侵犯的范围,尤其是对协助分期,有一定的作用。对于中晚期尤其是可疑远处转移的患者,行全身 CT 或 PET/CT 检查也是必要的。无使用造影剂禁忌者,CT 和 MRI 均首选增强型。

29. 什么是免疫组化?

免疫组织化学染色(immunohistochemistry staining,IHC)检查简称免疫组化,是肿瘤精准医疗的重要工具,基于免疫学原理,即抗原与抗体特异性结合原理,用标记的特异性抗原(抗体)对组织内抗体(抗原)的分布进行检测,可用于判定肿瘤组织的来源、类型、恶性程度,对于耐药性和预后的判断也有很大帮助。宫颈癌常用的免疫组化指标包括 P53、P16、Ki-67、CK7、PD-L1、HER2 等。

30. 哪些抽血化验项目与宫颈癌相关?

目前仅鳞状细胞癌相关抗原(squamous cell carcinoma antigen,SCCA)对宫颈鳞状细胞癌的诊断有较高的特异度。此外,癌胚抗原(carcinoembryonic antigen,CEA)、糖类抗原 125(CA125)及糖类抗原 199(CA19-9)在部分宫颈腺癌中也可升高。

31. SCCA 升高就是宫颈癌吗? 为什么要定期复查 SCCA?

SCCA 虽然与宫颈鳞状细胞癌发病有较强相关性,但仍有约 30% 的宫颈鳞状细胞癌患者的 SCCA 并不升高。SCCA 升高说明可能存在宫颈癌,但并不能确诊宫颈癌。SCCA 更多应用于疗效评价、病情监测和治疗后的随访。

定期复查 SCCA 的原因在于:①SCCA 可辅助宫颈癌筛查:在宫颈癌的早期治疗中,SCCA 的水平与疾病的阶段、肿瘤的大小和基质浸润的程度有明显的相关性。但血清中 SCCA 水平升高不具有特异性,可见于 83% 的宫颈癌。②SCCA 可用于宫颈癌的预后评估:SCCA 是宫颈癌患者治疗前的最佳独立预后因子,其水平升高对预后不良具有预测价值,预测效果优于淋巴结状态。③SCCA 可用于宫颈癌的疗效监测:可通过治疗前 SCCA 水平预测治疗状况。对于单独进行放疗或者放化疗的患者,SCCA 持续增长意味着肿瘤生长或癌细胞已扩散至辐射区域以外。④SCCA 可用于宫颈癌的复发监测:术后患者 SCCA 水平连续升高,提示肿瘤复发。血清 SCCA 浓度升高先于临床检测发现宫颈癌复发,因此可作为宫颈癌复发的标志物。

32. 宫颈癌需要做基因检测吗?

一般来说,初治早期宫颈癌不需要行基因检测,但对于晚期、转移、复发宫颈癌来说,基因检测就有必要。

宫颈癌的基因检测目前集中在程序性死亡受体配体 1（programmed death-ligand 1，PD-L1）、微卫星不稳定、肿瘤突变负荷、*NTRK* 融合基因等指标，对于明确免疫和靶向治疗指征、指导复发宫颈癌的联合治疗有重要意义。

33. 什么是宫颈鳞癌?

鳞状细胞癌简称鳞癌。宫颈鳞癌指患者宫颈出现鳞状上皮细胞的恶变而导致的恶性肿瘤；宫颈鳞癌是最多见的宫颈癌病理类型。一般来说，宫颈鳞癌在生长速度上较慢，且容易出血，远处转移现象出现较晚。

34. 什么是宫颈腺癌?

宫颈腺癌指患者的宫颈腺细胞发生恶变而造成的恶性肿瘤，是第二常见的宫颈癌病理类型。一般来说，宫颈腺癌生长速度较快，转移出现得较早，病程一般也比较短。

35. 宫颈癌还有哪些少见病理类型?

根据镜下形态进行分类，宫颈癌的少见病理类型还包括癌肉瘤、腺肉瘤、腺鳞癌、黏液表皮样癌、未分化癌、混合性上皮 - 间叶肿瘤、神经内分泌癌、透明细胞癌、恶性黑色素瘤等。

36. 宫颈癌转移的可能性有多大? 它通常会扩散到哪里?

宫颈癌的周围及全身转移情况可根据影像学检查结

果进行初步判断。通常来说，肿瘤侵犯超出宫颈，即认为已有转移。局限在宫颈的癌瘤远处转移的风险相对较低，如ⅠA1期淋巴结转移风险小于1%，ⅠA2期淋巴结转移率在3%～5%。

直接蔓延和淋巴转移分别是宫颈癌最常见和最主要的扩散方式。癌瘤可自宫颈向下浸润，依次累及穹窿、阴道，向上可累及子宫体及子宫旁，进而侵犯膀胱和直肠；也可沿宫颈旁组织中的小淋巴管转移到盆腔淋巴结，甚至上行至腹主动脉周围淋巴结和锁骨上淋巴结。晚期宫颈癌患者还可经血行转移至肺、骨及肝。

37. 宫颈癌如何分期?

目前宫颈癌的分期采用国际统一使用的2018年国际妇产科联盟（International Federation of Gynecology and Obstetrics，FIGO）宫颈癌临床分期（表3-1），影像学和病理结果也被纳入了分期。临床检测的肿瘤大小和侵犯范围可用于补充分期。宫颈癌治疗前分期很重要，应全面检查以评估患者的病情和身体状态，避免遗漏转移病灶。目前妇科检查仍然是临床分期的主要依据，手术后可根据病理结果修订分期。

表3-1　2018年FIGO宫颈癌临床分期

分期	分期标准
Ⅰ期	宫颈癌局限在宫颈（扩展至子宫体将被忽略）
ⅠA期	镜下浸润癌，浸润深度≤5mm
ⅠA1期	间质浸润深度≤3mm
ⅠA2期	3mm<间质浸润深度≤5mm
ⅠB期	肿瘤局限于宫颈，镜下最大浸润深度>5mm

分期	分期标准
ⅠB1 期	浸润深度>5mm，最大径线≤2cm
ⅠB2 期	2cm<最大径线≤4cm
ⅠB3 期	最大径线>4cm
Ⅱ期	肿瘤超越子宫，但未达阴道下 1/3 或未达骨盆壁
ⅡA 期	侵犯上 2/3 阴道，无子宫旁浸润
ⅡA1 期	癌灶最大径线≤4cm
ⅡA2 期	癌灶最大径线>4cm
ⅡB 期	有子宫旁浸润，未达骨盆壁
Ⅲ期	肿瘤累及阴道下 1/3 和 / 或扩展到骨盆壁和 / 或引起肾盂积水或肾无功能和 / 或累及盆腔和 / 或主动脉旁淋巴结
ⅢA 期	肿瘤累及阴道下 1/3，没有扩展到骨盆壁
ⅢB 期	肿瘤扩展到骨盆壁和 / 或引起肾盂积水或肾无功能
ⅢC 期	不论肿瘤大小和扩散程度，累及盆腔和 / 或主动脉旁淋巴结 [注明 r（影像学）或 p（病理）证据]
ⅢC1 期	仅累及盆腔淋巴结
ⅢC2 期	主动脉旁淋巴结转移
Ⅳ期	肿瘤侵犯膀胱黏膜或直肠黏膜（活检证实）和 / 或超出真骨盆（泡状水肿不分为Ⅳ期）
ⅣA 期	侵犯盆腔邻近器官
ⅣB 期	远处转移

四. 宫颈癌治疗

38. 宫颈癌有哪些治疗方法?

宫颈癌的治疗方法有手术、放疗、化疗、靶向治疗、免疫治疗等。此外,介入、消融、粒子植入等局部治疗手段也能为部分患者带来获益。根据肿瘤情况、患者及家属的意愿,医生会为患者推荐合适的治疗方案。

39. 什么情况下可以选择保留生育功能手术?

为保证疗效,早期宫颈癌保留生育功能手术需要满足一定条件,目前获得大多数专家认可的条件包括:①有强烈的生育愿望;②年龄≤45 岁;③影像学提示病灶局限于子宫颈,未侵犯子宫颈内口;④FIGO 分期ⅠA1~ⅠB2期;⑤无淋巴结及远处转移;⑥病理确认为宫颈鳞癌、腺癌和腺鳞癌,排除神经内分泌癌、胃型腺癌等特殊病理类型。临床上需要与医生充分沟通,选择合适的治疗方案。

40. 保留生育功能的宫颈癌手术怎么做?

ⅠA1 期、无淋巴脉管间隙浸润(lymphovascular space invasion,LVSI),推荐行宫颈锥切术,达到 1mm 以上阴性切缘且为非碎片性标本。

ⅠA2～ⅠB1 期基于锥切病理结果且必须满足所有保守手术标准：①无 LVSI；②锥切切缘阴性；③病理类型为鳞状细胞型（任何级别）或普通型腺癌（仅限 1 级或 2 级）；④肿瘤大小≤2cm；⑤浸润深度≤10mm；⑥影像学检查排除转移性病变。推荐行宫颈锥切术＋盆腔淋巴结切除术（或考虑前哨淋巴结切除）。

ⅠA1～ⅠA2 期伴 LVSI，首选广泛性宫颈切除术＋盆腔淋巴结切除术；次选宫颈锥切术＋盆腔淋巴结切除术，锥切达到 1mm 以上阴性切缘且为非碎片性标本。

不符合保守手术标准的ⅠB1 期及部分ⅠB2 期，推荐广泛性宫颈切除术＋盆腔淋巴结切除术 ± 主动脉旁淋巴结切除术（或考虑前哨淋巴结切除）。

41. 保留生育功能的宫颈癌手术方式有哪些？

根据分期选择不同的手术类型，包括宫颈锥切、宫颈切除和根治性子宫颈切除，早期患者可行宫颈锥切术，包括冷刀锥切术（图 4-1）和 LEEP（图 4-2）；期别较晚者采用广泛手术，如广泛性宫颈切除术（radical trachelectomy，RT）、经阴道广泛性宫颈切除（vaginal radical trachelectomy，VRT）、经腹广泛性宫颈切除（abdominal radical trachelectomy，ART）、腹腔镜下广泛性宫颈切除（laparoscopic radical trachelectomy，LRT）和机器人辅助腹腔镜下广泛性宫颈切除（robotic radical trachelectomy，RRT）等。手术入路一般建议，①ⅠA1 期伴 LVSI～ⅠB1 期者，首选经腹或经阴道广泛性宫颈切除术＋盆腔淋巴结切除术，慎重选择腹腔镜下和机器人辅助腹腔镜下手术。②经过锥切且切缘阴性但需要补充手术的患者，可选择经阴道、经腹、腹腔镜下或机器人辅助腹腔镜下广泛性宫颈切除术等多种方式。③部分严格选择的ⅠB2期，推荐经腹广泛性宫颈切除术＋盆腔淋巴结切除术±腹主动脉旁淋巴结切除。

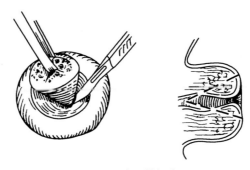

图4-1　冷刀锥切术

资料来源：刘新民. 妇产科手术学. 3版. 北京：人民卫生出版社, 2003.

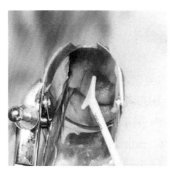
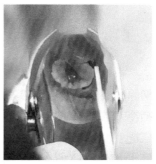

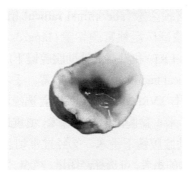

图4-2　环形电切术

42. 保留生育功能手术后还需要补充治疗吗?

根治性宫颈切除术后如果存在高危因素,如淋巴结转移、子宫旁浸润、切缘阳性,应放弃保育,切除子宫后补充放化疗或直接放化疗。对于存在中危因素(如肿瘤直径≥4cm,深肌层浸润>1/2,伴 LVSI)的患者,谨慎评估后可考虑实施紫杉醇联合铂类化疗 3~6 个疗程,化疗期间同时使用促性腺激素释放激素激动剂(gonadotrophin releasing hormone agonist,GnRH-a)保护卵巢。具体需要与医生充分沟通,选择合适的治疗方案。

43. 哪些不保留生育功能的宫颈癌患者适合手术治疗?

对于不保留生育功能的宫颈癌患者,ⅠA1～ⅠB2期、ⅡA1 期患者首选手术治疗;ⅠB3 期、ⅡA2 期宫颈癌患者首选盆腔放射治疗＋同期含铂化疗＋近距离放射治疗,也可以选择广泛性子宫切除术＋盆腔淋巴结切除术±腹主动脉旁淋巴结切除术,如果放疗效果不佳、宫颈病灶太大超出近距离放疗覆盖范围,可以在放射治疗结束后行选择性子宫切除术;ⅡB～ⅣA 期的局部晚期宫颈癌患者标准治疗为同步放化疗,通常不采用手术治疗,仅在缺乏放射治疗设备的地区,部分ⅡB 期患者可能选择根治性子宫切除术或新辅助化疗＋根治性子宫切除术。

44. 不保留生育功能的宫颈癌手术怎么做?

需根据分期采用不同的手术方式。

（1）ⅠA1 期无 LVSI：先进行锥切手术。切缘阴性并有手术禁忌证者，可观察随访。无手术禁忌证者可行筋膜外子宫切除术。切缘阳性者建议再次锥切以评估浸润深度后再确定手术范围。无法再次锥切直接手术者，切缘为宫颈高级别鳞状上皮内病变（HSIL）行筋膜外子宫全切术，切缘为癌者行次广泛性子宫切除术 + 盆腔淋巴结切除术，可考虑行前哨淋巴结显影。切缘阳性有手术禁忌者，建议行近距离放疗 ± 体外放疗。

（2）ⅠA1～ⅠA2 期伴 LVSI：可选择次广泛性子宫切除术 + 盆腔淋巴结切除术，可考虑行前哨淋巴结显影。

（3）锥切后确诊的ⅠA2～ⅠB1 期且满足全部 ConCerv 研究标准（关于保守性手术详见"45. 宫颈癌手术范围可以做小一点吗？"）：可行筋膜外子宫切除术 + 盆腔淋巴结切除术（或前哨淋巴结显影）。

（4）不符合全部 ConCerv 标准的ⅠB1 期、ⅠB2 期、ⅡA1 期：行广泛性子宫切除术 + 盆腔淋巴结切除术 ± 腹主动脉旁淋巴结切除术，肿瘤 <2cm 时可考虑行前哨淋巴结显影。

（5）ⅠB3 期、ⅡA2 期：首选盆腔放射治疗 + 同期含铂化疗 + 近距离放射治疗，次选为广泛性子宫切除术 + 盆腔淋巴结切除术 ± 腹主动脉旁淋巴结切除术，疗效不佳、宫颈病灶太大超出近距离放疗的覆盖范围的患者，部分可考虑在同步放化疗后，行选择性子宫切除术。

45. 宫颈癌手术范围可以做小一点吗？

宫颈癌手术包括保留生育功能手术和不保留生育功能手术，为了达到切干净的目的，子宫旁组织的切除范围较大。切除范围大必然会影响到患者术后的妊娠率

（保育）、功能恢复（如大小便功能和性功能的恢复）和生活质量（不保育）。为了提高术后妊娠率和生活质量，近年来开展了一系列保守性手术的临床研究，即在符合设定条件的情况下，只做宫颈锥切或筋膜外子宫切除，不做广泛性宫颈或广泛性子宫切除术，淋巴结切除方法不变，探索这种方法是否能达到在不影响疗效的前提下，把手术范围缩小。

目前有 2 个临床研究（ConCerv 和 SHAPE 研究）报道了保守性手术的研究结果。在 ConCerv 研究中，入组患者需经宫颈锥切确诊符合以下标准：无 LVSI，切缘阴性，鳞癌（任何级别）或普通类型腺癌（G1 或 G2），肿瘤大小≤2cm，浸润深度≤10mm，影像学检查无其他部位转移。符合上述所有条件者，保育患者可行宫颈锥切术＋盆腔淋巴结切除术（或前哨淋巴结显影），不保育患者可行筋膜外子宫切除术＋盆腔淋巴结切除术（或前哨淋巴结显影）。SHAPE 研究不包括保育患者，入组患者需符合以下标准：病理为鳞状细胞癌、腺癌或腺鳞癌，间质浸润<10mm（LEEP/ 冷刀锥切）或间质浸润<50%（MRI），肿瘤最大直径≤20mm，任何病理分级，无论 LVSI 状态，影像学检查无其他部位转移。符合条件者可行筋膜外子宫切除术＋盆腔淋巴结切除术（或前哨淋巴结显影），不行广泛性子宫切除术。这两个临床试验的结论均是符合入组标准者，做保守性手术不增加复发率，且利于术后功能恢复。

但是，并不是所有的专家都同意上述观点。因为这两个临床试验并不完美，单凭两个临床试验并不能一下就推翻 100 多年来积累的临床经验。推广保守性手术还需要更多的临床研究结果支持才可行。先在保留生育功能的患者中谨慎开展比较妥当。

46. 不保留生育功能的宫颈癌手术能做微创吗?

宫颈癌微创手术通常指手术入路不是开腹,而是腹腔镜下或机器人辅助进行广泛性子宫切除手术,经阴道途径也是微创的。前几年宫颈癌微创手术很流行,后来 LACC 临床研究显示微创手术的复发率和死亡率高于开腹手术。此后,各大指南都推荐开腹手术为宫颈癌广泛性子宫切除术的标准手术方式。但并不是所有专家都认同这个观点,有些临床研究也显示,经严格筛选的患者在遵循无瘤原则的基础上,微创手术的复发率也并不高。所以,现在并未全盘否定在有选择的患者中开展微创手术。有多个相关临床试验正在进行中。目前比较一致的观点是对于ⅠA 期和ⅠB1 期、肿瘤直径≤2cm 的宫颈癌,特别是经过锥切切缘阴性的患者,在充分知情、明确同意的前提下,可以慎重选择腹腔镜或机器人辅助等微创术式。

47. 宫颈癌手术能保留卵巢吗?

早期宫颈癌转移至卵巢风险较低,与肿瘤分期、病理类型等因素相关。经严格筛选的年轻未绝经患者,可选择保留卵巢,维持雌激素水平,以提高生活质量。相关专家共识指出宫颈鳞癌、年龄<45 岁(绝经前)、肿瘤期别≤ⅠB2/ⅡA1 期的患者,可保留卵巢并切除输卵管,并将卵巢移位于两侧结肠旁沟、高于两侧髂嵴连线水平,应用金属夹标记,以减少术后放疗对卵巢功能的损伤。宫颈腺癌、≤ⅠB2/ⅡA1 期、年龄<40 岁的绝经前患者,可保留卵巢并切除输卵管,因宫颈腺癌的卵巢转移率高于鳞癌,保留的卵巢不做移位。ⅠB3/ⅡA2 期、ⅡB

期及以上期别不再推荐保留卵巢。

48. 什么是宫颈癌的复发转移?

复发转移性宫颈癌是指在初始手术和 / 或放化疗后,度过一段时间的临床治愈期,在原肿瘤区域、邻近盆腔组织或远处又出现相同类型的肿瘤。根据复发部位分为局部复发和远处转移。①局部复发:分为中心性复发和非中心性复发。中心性复发是指局限于宫颈、宫体和阴道的局部复发,且复发病灶向侧方侵犯未达盆壁;非中心性复发是指盆腔淋巴结转移或盆侧壁的复发,或中心性复发病灶侵及盆壁。②远处转移:盆腔以外的淋巴结转移(包括腹股沟淋巴结、腹膜后淋巴结、锁骨上淋巴结、纵隔淋巴结等)或远处器官转移(肺、肝、骨)等。该分类对于复发性宫颈癌的病情评估和治疗方案选择具有重要的指导意义。

49. 哪些复发转移性宫颈癌患者适合手术治疗?

宫颈癌复发的治疗包括手术、放疗、药物治疗等,需根据患者的既往治疗经过、体质状况、复发转移病灶数量及位置等具体情况,综合制订治疗方案。在复发转移性宫颈癌患者中,手术主要用于以下情况:①盆腔局部复发,复发灶为中心型复发而无盆壁受侵,可考虑行病灶局部切除、单纯子宫切除术、广泛子宫切除术、盆腔廓清术等挽救性手术,可为部分经严格筛选的中心性复发患者提供治愈的机会;②远处转移病灶为寡转移灶,适合局部切除,如肝、脑、肺寡转移灶,或肺多发转移但局限于一个肺叶、未侵犯包膜的淋巴结转移等;③减症姑息手术,如肠梗阻、瘘、明显压迫症状、急性出血等相关的减症手术。需要强调的是,既往经历手术、放化疗综合治疗的复发患者,由于组织水肿、纤维化,会明显增加再次手术的难度,术中出血、继发感染、静脉血栓形成和瘘等围手术期并发症发生率高,应慎重选择。

50. 复发转移性宫颈癌手术方式如何选择?

由于宫颈癌患者既往治疗不同、复发部位不同,如考虑行手术切除,应仔细考量每种术式的适应证。术后还需追加放化疗等治疗方式,需要宫颈癌治疗权威专家根据以往用药效果和患者现状进行综合评估。放疗后患者复发灶较小时,可选择行筋膜外子宫切除或广泛性子宫切除术,耐受性较好,发生严重并发症的概率较低,长期存活率可达 40%～70%。如果肿瘤已经累及其他脏器,则需要对肿瘤累及的相邻盆腔脏器进行整体切除,称盆腔脏器廓清术。如果肿瘤已浸润到骨盆等更多脏器,则需要将真骨盆内的侧壁肌肉、血管及盆腔内脏器一并切除,即扩大盆腔内脏器切除手术。这些术式切除范围广,往往需要有经验的妇瘤科医生与外科医生共同参与,术中完成一系列盆腔功能重建,围手术期中、重度手术并发症发生率较高,围手术期管理及康复难度较大,需要与医生充分沟通了解利弊后,在有经验和资质的医院进行手术。

51. 宫颈癌复发转移后手术治疗好还是放化疗好?

这个问题不能一概而论,需根据患者的既往治疗经过、体质状况、复发转移病灶数目及位置等具体情况而定。①肿瘤复发比较局限,经过评估可以进行挽救性手术,可能获得比较好的治疗效果。特别是既往放疗后放射野内中心性复发,首先要考虑能否进行盆腔廓清术 ± 术中放疗。②复发转移病灶累及盆壁、伴淋巴结转移或远处寡转移,转移部位既往未经放疗,根治性或姑息性放化疗可以起到较好的控制效果。③化疗、靶向及免疫药物治疗是控制淋巴结转移和远处转移的重要手段。当复发转移病灶广泛,出现多处盆腔外、淋巴结或远处转移时,可在药物治疗的基础上,视病情转归决定是否补充手术、放疗等局部治疗手段。如伴骨转移性疼痛、肠梗阻、危及生命的肿瘤压迫症状等,可考虑减症姑息手术或放疗,以提高生活质量并延长生命。因此,各种治疗方案各有优劣,应根据患者的具体情况经专业 MDT 团队会诊,联合应用各种治疗手段综合治疗,也需要患者的坚决配合。

52. 放疗和化疗有何区别?

放射治疗简称"放疗",是利用放射线照射治疗肿瘤,采用高科技放疗装备产生的高能量的放射线治疗肿瘤,在一次又一次地杀伤之后,肿瘤逐渐地变小、消失。放射治疗是一种肿瘤局部治疗的手段;而化疗是依靠药物(如化学药物、靶向药物等),通过不同的路径(静脉、口服、管道输送等)将药物送到全身,对肿瘤细胞进行杀伤,是全身治疗手段。放疗对于治疗目标有绝对的选择性和指向性,要求定位精准。放疗和化疗两者可以相互补充,可以联合应用进行综合治疗。在临床治疗中要针对不同的肿瘤类型、肿瘤分期和患者的身体状况选择综合治疗模式和治疗方法,科学、规范化治疗才能达到更好的效果。

53. 初治宫颈癌选择手术还是根治性放疗?

早期宫颈癌以手术切除为主;放疗适用于各期宫颈

癌,特别是局部晚期宫颈癌。晚期宫颈癌以系统性治疗和局部治疗为主。

(1)早期宫颈癌(ⅠA～ⅠB2 期、ⅡA1 期):首选手术治疗,如果患者因年龄、伴随慢性疾病等不能耐受手术,可行根治性放疗。

(2)局部晚期宫颈癌(ⅠB3 期和ⅡA2 期):首选同步放化疗,在放疗资源匮乏的地区也可选择手术治疗,同步放化疗后宫颈局部肿瘤残余也可考虑术后辅助子宫全切术。

(3)广义局部晚期宫颈癌(ⅡB 期至ⅣA 期):首选同步放化疗。

(4)晚期宫颈癌(ⅣB 期):一般以系统性治疗为主,部分患者可联合个体化放疗。

54. 宫颈癌放疗适用于哪些患者?

宫颈癌放疗包括术后辅助放疗、初始根治性放疗和姑息性放疗。根治性放疗是指不采取手术手段,而仅通过放疗对肿瘤达到根治效果的放疗。根治性放疗应有足够的剂量以保证疗效,与此同时也需要最大限度地保护邻近正常组织,提高患者的生存质量。

55. 宫颈癌根治性放疗有哪些方式?

宫颈癌的根治性放疗主要包括两种方式:远距离体外照射(体外照射)和近距离放疗(也称腔内放疗或阴道后装放疗),两者针对的靶区不同。外照射主要针对宫颈癌原发灶和盆腔淋巴转移区域;近距离放疗主要照射宫颈癌的原发病灶区域。需要根据患者一般状况、肿瘤范围、治疗单位放疗设备条件和患者意愿来选择放疗方式。体外放疗可选择前后二野传统照射技术，或精确放疗技术如三维适形放疗、适形调强放疗、容积调强放疗、螺旋断层放疗等。腔内放疗可选择二维、三维或四维技术。外照射不能取代后装治疗在宫颈癌根治性放疗中的作用。治疗剂量应根据治疗过程中的患者症状、盆腔检查及影像学检查等获得的肿瘤变化及时调整，采用个体化放疗方案。根治性放疗应尽量在 8 周内完成。

56. 宫颈癌放疗能否保护卵巢功能？

宫颈癌的放疗分为早期宫颈癌术后辅助放疗及中晚期宫颈癌的根治性放疗两种情况。放疗中是否可以保留卵巢功能又取决于卵巢转移可能性的高低：一是看肿瘤的临床分期，二是看组织学类型。

早期宫颈癌转移到卵巢的概率较低，经严格筛选的患者（见"47. 宫颈癌手术能保留卵巢吗？"），可在手术的同时保留卵巢并切除输卵管，鳞癌患者可将卵巢移位于两侧结肠旁沟高于两侧髂嵴连线水平，标记金属夹，术后需要补放疗时注意射线分布，并用铅板挡住卵巢，从而保留卵巢功能。腺癌患者保留卵巢但不移位，如术后发现中、高危因素需要辅助放疗，可同时照射位于盆腔放射野内的卵巢，避免需要再次手术切除移位的卵巢。局部晚期宫颈癌，根治性放疗是其主要的治疗手段，无论鳞癌还是腺癌，随着肿瘤的进展，卵巢转移的风险都会大大增加，这种情况不再推荐保留卵巢功能。

57. 哪些患者需要术后辅助治疗？

早期宫颈癌术后高危因素包括淋巴结转移、子宫旁浸润和切缘阳性。中危因素主要包括宫颈深部间质浸润、LVSI、肿瘤大小等。

宫颈癌根治术后病理存在高危因素者术后需要补充盆腔放疗＋顺铂同期化疗。术后病理存在中危因素患者如何处理有不同的选择标准。鳞癌参考 Sedlis 标准、腺癌参考四因素模型，均已获得大多数专家的认可。但是，潜在的复发危险因素可能不限于以上标准，还包括肿瘤距手术切缘较近（<5mm）、手术范围不够等。应由手术医生和放疗医生沟通讨论确定治疗方法。除上述因素外，肿瘤分化差、不良病理类型、嗜神经侵袭性等也可影响早期宫颈癌的预后，需要根据患者具体情况做出治疗选择。

58. 术后辅助放疗内照射和外照射患者需要如何配合？

接受外照射特别是根治性外照射放疗的患者，需要每日进行阴道冲洗，可以及时清理坏死脱落的组织，防止感染，预防放疗后导致的阴道粘连；放疗过程中要充盈膀胱、排空直肠。充盈膀胱即做外照射时要憋尿，膀胱处于一个稳定的充盈状态，使宫颈的位置从开始的定位一直到治疗结束不会有太大的变化，保证治疗的精确性。排空直肠可避免过多肠壁进入宫颈照射的高剂量区域而受到较大剂量照射，从而减少放射性肠炎的发生风险；皮肤红色定位线需保持清晰可见，放疗全程都要用，对于照射范围内皮肤的保护，患者需保持皮肤的干燥、清洁，避免抓挠，必要时采用外涂类固醇类药膏进行保护；放疗会带来骨髓抑制，包括白细胞下降、血小板下降，所以在放疗过程中要注意监测骨髓抑制情况，定期进行血常规检查,也要进行肝肾功能评估;放射治疗过程中患者心理普遍比较恐惧,心理压力大,需要家属对患者进行及时、耐心的沟通;患者要放松心情,积极配合治疗;放疗过程中免疫力较低,要保证患者在放疗过程中的营养状态,保证饮食以蛋白为主和饮食多元化,保证肉、蛋、奶、蔬菜、水果足量摄入。

接受内照射放疗的患者:治疗前半小时排空大小便,以减轻放射性膀胱、直肠反应;治疗期间保持会阴部清洁,每日阴道冲洗1～2次,预防感染,防止粘连;注意保护放疗部位的皮肤,可使用放射防护剂保护放射区域皮肤;放疗期间忌辛辣刺激及易产气的食物,忌烟、酒;多食新鲜蔬菜和水果、高蛋白肉类食物,增强免疫力,减轻放疗副作用。

59. 哪些复发转移性宫颈癌适合放疗?

如果患者初始治疗是手术治疗,未使用放疗,术后发生局部复发,或者接受了放疗,但是部位在原来的照射野外的孤立复发或寡转移复发,这些复发病灶的共同特点是以前没有被放疗过,这些患者在全身治疗基础上补充放疗可作为根治性的治疗手段,不仅能获得较高的治愈率,还能够避免手术带来的系列并发症。

如果患者以前做过放疗,目前在部分照射野内复发,在正常组织受量控制得当的情况下,挽救性再次放疗仍然安全有效。

复发患者选择做盆腔廓清术,但估计难以达到理想的切缘完全干净,对有病灶残留风险的部位或无法完整切除的孤立残留病灶进行单次、大剂量的术中放疗,将正常组织(如肠管和其他器官)从放射区中移开,避免周围正常组织接受不必要的放射线照射而产生并发症。

如果患者发生远处转移,如骨转移、脑转移,姑息减症放疗具有止痛、提高生活质量的作用。

60. 以前做过放疗,现在复发了还能再做放疗吗?

放疗用于宫颈癌的特殊优势在于可利用宫颈和阴道的天然解剖优势对局部肿瘤进行近距离治疗。近距离治疗剂量梯度变化快,周围组织受量低,可以在有效保护周围组织的前提下提高肿瘤区域的剂量,以达到最高的肿瘤控制效果。这一特殊性决定了宫颈癌的照射剂量可远高于其他肿瘤,这也是宫颈癌高治愈率的重要原因,也决定了宫颈癌即使放疗后复发,仍然有进行根治性放疗的可能。对既往已行放射治疗且未达到终身剂量的患者,仍然可根据复发的部位和范围有选择性地进行放疗,可选常规体外放疗、组织间插植近距离放射治疗、放射性粒子植入近距离治疗、立体定向放疗等。若复发的病变引起明显症状,可给予姑息性减症放疗。

61. 哪些宫颈癌患者需要化疗?

宫颈癌的治疗以手术和放疗为主,化疗主要用于下面几种情况。

(1)新辅助化疗:术前及放疗前新辅助化疗并不常规推荐。少数研究显示部分局部肿瘤较大且要求保育手术的患者、妊娠合并宫颈癌要求继续妊娠的患者,放疗资源缺乏且肿瘤较大难以根治性切除的患者,可选择新辅助化疗后手术;也有研究显示局部晚期宫颈癌放疗前先行新辅助化疗也可获益,但需要更多高级别循证医学证据支持。

（2）同步放化疗：即接受放疗的患者，放疗期间加上含铂类方案的增敏化疗。首选顺铂周疗，如果对顺铂的毒性不能耐受，可用卡铂替换；如果顺铂和卡铂都不能耐受或过敏，可选用卡培他滨、吉西他滨、紫杉醇等。

（3）晚期、远处转移、复发患者的系统治疗：可以选择顺铂联合紫杉醇、卡铂联合紫杉醇、紫杉醇联合拓扑替康、顺铂联合拓扑替康等一线联合化疗方案；如果联合用药方案不能耐受，可选择卡铂、顺铂等一线单药化疗药物。二线化疗药物有紫杉醇、多西他赛、白蛋白结合型紫杉醇、吉西他滨、5- 氟尿嘧啶、伊立替康、培美曲塞、拓扑替康、长春新碱等。依据患者的具体情况，化疗还可以与靶向药物、免疫药物等联合应用。

（4）宫颈小细胞神经内分泌癌：化疗方案首选顺铂＋依托泊苷，若不能耐受顺铂，可采用卡铂＋依托泊苷。

62. 宫颈癌什么情况下适合靶向治疗？

靶向治疗是在细胞分子水平上，针对已经明确的致癌位点、肿瘤细胞恶性表型分子及促进肿瘤生长、抑制肿瘤细胞凋亡信号传导等通路上的特定靶点，设计相应的治疗药物，与特异性位点选择性结合并发生作用，实现抑制肿瘤细胞生长或促进凋亡的抗肿瘤作用。目前宫颈癌靶向治疗药物主要有抗血管生成药物，小分子酪氨酸激酶抑制剂，针对 HER-2、RET、NTRK、EGFR 等靶点的靶向治疗药物及抗体偶联药物等。主要针对晚期及复发转移宫颈癌的治疗，除贝伐珠单抗已被列入一线治疗的联合方案中，其余药物均为后线治疗推荐，或有特定基因改变患者的治疗推荐。

63. 宫颈癌患者什么情况下适合免疫治疗?

多数早期或局部晚期宫颈癌患者可以通过手术治疗或同步放化疗达到临床治愈;而晚期或复发转移性宫颈癌无法行根治性手术和放疗时,多选择系统性综合治疗。随着免疫治疗研究的深入,免疫检查点抑制剂、溶瘤病毒、细胞免疫等免疫治疗药物和方法不断面世,科学家们逐渐发现免疫治疗在晚期宫颈癌的治疗中有不俗的效果。目前免疫治疗尤其是免疫检查点抑制剂已被普遍应用于宫颈癌的治疗,主要推荐用于晚期及复发转移性宫颈癌患者,也有新辅助化疗和同步放化疗联合免疫治疗的临床试验正在研究中。

64. 免疫治疗是什么原理? 有哪几类?

肿瘤免疫治疗方法多种多样,包括免疫检查点抑制剂、细胞过继免疫治疗、溶瘤病毒疗法、癌症疫苗、细胞因子疗法等。其中,免疫检查点抑制剂在宫颈癌治疗中应用最为广泛,有较多被批准上市的药物。免疫检查点是免疫系统的调节枢纽,在肿瘤的免疫逃逸中发挥重要作用,目前宫颈癌治疗中常用的免疫检查点包括程序性死亡蛋白-1(PD-1)及其配体(PD-L1)、细胞毒性T淋巴细胞相关抗原4(CTLA-4)、T细胞免疫球蛋白和ITIM结构域蛋白(TIGIT)等。

65. 免疫检查点抑制剂是如何发挥作用的?

以PD-1/PD-L1检查点抑制剂为例,PD-1主要在激活的 T 细胞、B 细胞、NK 细胞中表达，抑制免疫细胞的激活，是免疫系统的一种正常的自稳机制，因为过度的 T 细胞、B 细胞激活会引起自身免疫性疾病，所以 PD-1 是人体的一道"护身符"。但是，肿瘤微环境会诱导浸润的 T 细胞高表达 PD-1，肿瘤细胞高表达 PD-1 的配体 PD-L1 和 PD-L2，导致肿瘤微环境中 PD-1 通路持续激活，T 细胞功能被抑制，无法杀伤肿瘤细胞，最终诱导免疫逃逸。而 PD-1/PD-L1 抑制剂则通过与免疫细胞、肿瘤细胞表面的 PD-1、PD-L1 进行竞争性结合，上调免疫细胞的生长和增殖，增强免疫细胞对肿瘤细胞的识别，激活其攻击和杀伤功能，通过调动人体自身的免疫功能实现抗肿瘤作用。

66. 免疫治疗疗效如何?

近些年，免疫治疗已经逐渐在复发、晚期宫颈癌患者的治疗中崭露头角。根据最新的治疗指南，对于 PD-L1 阳性、存在高度微卫星不稳定（MSI-H）、错配修复缺陷（dMMR）或高肿瘤突变负荷（TMB-H）的宫颈癌患者，免疫检查点抑制剂 PD-1 单抗被推荐为复发、晚期宫颈癌的二线治疗方案，而免疫检查点抑制剂联合化疗及贝伐珠单抗方案更是被推荐为复发、晚期宫颈癌的一线治疗方案。单用免疫检查点抑制剂治疗的有效率较低，为 15%～20%，故临床以免疫联合方案居多，免疫检查点抑制剂联合应用或联合化疗等方案的客观缓解率可达 40%～60%。目前大量免疫治疗药物还处在临床试验阶段，鼓励晚期患者积极参加临床试验。

67. 在我国有哪些免疫治疗药物获批用于宫颈癌患者的治疗?

在我国获批上市的,获批复发转移性宫颈癌二线治疗适应证的免疫检查点抑制剂包括 PD-1/CTLA-4 双抗药物卡度尼利单抗、索卡佐利单抗、恩朗苏拜单抗、赛帕利单抗等;获批存在高度微卫星不稳定(MSI-H)、错配修复缺陷(dMMR)的实体瘤后线治疗适应证的恩沃利单抗、斯鲁利单抗等;另外还有获得国内外指南统一推荐的帕博利珠单抗、纳武利尤单抗等。

68. 宫颈癌患者可以用哪些靶向药物?

(1)抗血管生成药物:紫杉醇 + 顺铂 + 贝伐珠单抗或紫杉醇 + 卡铂 + 贝伐珠单抗可作为复发转移性宫颈癌的一线联合系统治疗方案;单药贝伐珠单抗可以作为二线治疗药物。

(2)靶向组织因子(tissue factor,TF)的抗体药物偶联物(antibody-drug conjugate,ADC):2021 年 9 月 20 日,美国食品药品监督管理局加速批准了 tisotumab vedotin-tftv 用于治疗在化疗中或化疗后进展的复发转移性宫颈癌患者,已成为二线治疗的首选药物之一。

(3)酪氨酸激酶抑制剂:*NTRK* 基因融合的复发性宫颈癌患者可应用拉罗替尼或恩曲替尼进行靶向治疗。小分子酪氨酸激酶抑制剂如安罗替尼等,口服方便,联合其他药物如化疗药在晚期、复发性宫颈癌的临床研究和实践中均取得了不错的疗效。

(4)表皮生长因子受体抑制剂和 ADC:靶向 EGFR/

HER2 的药物曲妥珠单抗和 ADC 药物德曲妥珠单抗可以作为 HER2 阳性复发转移性宫颈癌患者的二线治疗药物。

（5）RET 激酶抑制剂：*RET* 基因融合阳性患者，可选择塞普替尼治疗。

69. 什么是临床试验？

临床试验是指以人体（患者或健康受试者）为对象的试验，意在发现或验证某种试验药物的临床医学、药理学以及其他药效学作用，不良反应，或试验药物的吸收、分布、代谢和排泄规律，以确定药物的疗效与安全性的系统性试验。简而言之，临床试验是通过研究药物的有效性和安全性，以确定能否上市用于特定的人群。临床试验一般分为Ⅰ、Ⅱ、Ⅲ、Ⅳ期临床试验和 EAP 临床试验。临床试验最重要的一点就是必须符合伦理要求，参加试验必须符合受试者的利益，且参加试验期间，退出试验不需要任何理由。精心设计、实施的临床试验是提高人类健康、寻找新的治疗药物和方法的最快、最安全的途径。

70. 为什么鼓励宫颈癌患者参加临床试验？

很多人对临床试验有误解，认为参加临床试验就是当"小白鼠"，这是陈旧的观念！如今，正规的临床试验严格按照法律法规开展。国际上规定，临床试验须符合世界医学会《赫尔辛基宣言》的原则及相关伦理要求，受试者的权益和安全是被考虑的首要因素，优先于对科学和社会的获益。此外，伦理审查与知情同意是保障受试者权益的重要措施。临床试验都需要经过严格的伦理委员会审批,通过独立地审查、同意、跟踪审查试验方案及相关文件、获得和记录受试者知情同意所用的方法和材料等,确保受试者的权益、安全受到保护。事实上,大多数情况下,参加临床试验可以提前接受新药物、新疗法,在已有治疗效果不理想的情况下,参加临床试验是被优先推荐的,也是晚期、复发、转移性宫颈癌患者获取目前先进有效治疗的重要途径。目前有多项免疫检查点抑制剂联合靶向药物、化疗或放疗的研究正在进行临床试验,联合使用这类药物可能对患者是有获益的,在减轻经济负担的同时可以为患者的治疗提供新的希望。因此,鼓励复发性、转移性、持续性宫颈癌患者参加临床试验。

71. 孕期发现宫颈癌怎么办?

如果孕期发现宫颈癌,需要结合疾病严重程度和孕龄采取不同的治疗策略,处理原则是将保证大人的生命安全放在首位。孕早期(怀孕第 1～12 周)发现的宫颈癌应及时终止妊娠,积极治疗宫颈癌,以最大限度提高患者的预后。孕中晚期(怀孕 13 周以上)发现的宫颈癌,可视具体情况选择继续妊娠或终止妊娠,需要医生、患者和患者家属共同充分讨论后确定。带癌妊娠期间要密切观察,配合手术化疗等措施,在孕 32～34 周时进行剖宫产,同时进行宫颈癌根治手术。如果肿瘤期别很晚,无论孕龄多少,均应及时终止妊娠、治疗肿瘤,以保证孕妇的安全。

五. 宫颈癌治疗的相关问题和管理

72. 宫颈癌保留生育功能手术孕前及孕期需要注意什么问题?

包括孕前管理和孕期管理。

(1) 孕前管理: 定期进行妇科检查和宫颈涂片, 以监测宫颈病变的情况。HPV 筛查: 如果发现 HPV 感染, 需要及时治疗, 可以采用综合治疗方法, 包括物理治疗如激光、冷冻、射频、光动力等, 免疫加强疗法如局部使用药物等。孕前检查: 进行全面的妇科检查, 包括宫颈形态、宫颈管长度等的评估。遗传咨询: 如果手术前进行了宫颈锥切术, 可能会导致宫颈功能不全, 需要咨询产科医生, 评估妊娠风险。

(2) 孕期管理: 定期进行产检, 包括妇科检查、超声检查等, 以监测宫颈的情况。宫颈长度监测: 通过阴道超声检查, 监测宫颈长度的变化, 以及宫颈口的开口情况。保胎措施: 如果宫颈功能不全, 可能需要实施保胎措施, 如宫颈环扎术等, 以减少早产的风险。严密监测: 密切关注宫颈口的情况, 如有宫颈口松弛、宫颈短缩等情况, 需要及时采取措施。

73. 宫颈癌保留生育功能手术后还需要放化疗吗?

不是所有的患者都可以保留生育功能。宫颈癌保留生育功能手术后,除了参考术中快速病理报告之外,还需要根据术后常规病理结果决定是否进行放化疗,如果有放疗指征则应放弃保留生育功能的打算,因为一旦实施了放疗,保留的子宫和卵巢功能也会丧失,也就不能保留生育功能了。至于化疗,医生需要评估患者的病情、年龄、生育意愿等因素,并与患者共同决定是否需要进行化疗。并且调整放疗方案及采取一些保护卵巢的措施,以减少对生育功能的影响。

74. 宫颈癌手术前后有什么注意事项?

(1)术前准备:在手术前,医生会进行一系列的检查和评估,包括宫颈癌的分期、身体状况、手术适应证等。同时,还需要进行血液检查,如血常规、肝肾功能、肿瘤标志物检查(鳞癌检测 SCCA、腺癌检测 CA125 等),以及心电图、影像学检查等,以确保手术的安全性。

(2)术前禁食:手术前一晚通常需要禁食,以确保手术时胃部为空,降低手术风险。

(3)术前禁药:术前需要告知医生正在使用的药物,特别是抗凝药物、降压药物等,医生会根据具体情况指导是否需要停药。

(4)术前洗净:手术前需要进行全身洗净,包括洗澡、洗头等,以降低手术部位的感染风险。

(5)术后休息:手术后需要休息,避免剧烈运动和重物提拿,以免影响伤口愈合。

(6)术后饮食:手术后需要注意饮食,避免辛辣刺激的食物,多吃易消化、富含蛋白质和维生素的食物,有助于伤口愈合和恢复。

(7)术后辅助治疗及复诊:手术后根据危险因素决定是否行放化疗等辅助治疗。需要按照医生的要求进行复诊,定期检查宫颈癌的复发和恢复情况。

75. 宫颈癌手术常见并发症有哪些?

对大多数患者来说,宫颈癌手术是安全的,手术并发症不多。但毕竟宫颈癌的手术是大手术,难免出现一些并发症,主要的并发症如下。

(1)出血:手术过程中可能出现出血,尤其是在广泛性子宫切除术中。大多数情况下,出血可以通过止血措施控制住,但在极少数情况下可能需要进一步处理。

(2)感染:手术后可能发生感染,感染可能导致发热、疼痛、分泌物增加。抗生素通常可以有效治疗感染。

(3)尿失禁或尿潴留:手术可能会对盆底肌肉和神经造成损伤,导致尿失禁或尿潴留。这种情况通常是短时的,3~6个月后一般会恢复。少数情况下可能需要进一步治疗。

(4)深静脉血栓形成:手术后长时间卧床休息可能增加深静脉血栓形成的风险。这可能导致血栓堵塞血管,引发严重的并发症,如肺栓塞。预防措施包括早期活动和使用抗凝剂。

(5)肠梗阻:手术后可能出现肠梗阻,这可能是由手术引起的肠道粘连或瘢痕组织形成所致。症状包括腹痛、呕吐和肠梗阻征象。治疗可能需要手术干预。

（6）盆腔淋巴囊肿和淋巴漏：手术后盆腔淋巴囊肿是宫颈癌手术后常见的并发症之一。因为宫颈癌手术通常包括盆腔淋巴结切除术。在手术过程中，淋巴结切除会导致淋巴管断裂，淋巴液从管道中漏出，从而发生淋巴漏。淋巴液积聚在盆腔内会形成淋巴囊肿。淋巴漏的液体可以是清亮的淡黄色液体或乳糜样液体，后者又称乳糜漏，一般发生在腹主动脉旁淋巴结切除术中或术后。淋巴漏一旦形成，可影响患者的营养状态，引起水电解质紊乱。淋巴液营养物质丰富，积聚于腹腔、盆腔后容易感染，出现腹痛、发热等急腹症症状。乳糜液含有大量的蛋白质、脂肪及维生素，可出现腹胀、乏力和腰痛。腹腔乳糜漏不同于颈部乳糜漏，一般不危及生命，但会给患者造成心理负担。

（7）外阴及下肢水肿：由于淋巴结切除损伤淋巴管，破坏了局部及下肢回流，随着侧支循环的建立，大部分患者会慢慢缓解。

（8）手术切口愈合不良：肥胖、糖尿病、营养状况差等患者，手术切口有可能出现脂肪液化或愈合不良。

76. 如何处理宫颈癌手术并发症？

出现并发症后，一定按照医生医嘱，才能得到最好的治疗。下面介绍常见手术并发症的处理方法。

（1）出血：手术过程中可能会出现出血，医生会采取各种措施止血，如使用止血药物、缝合血管或进行电凝止血。如果出血严重，可能需要进行输血，术后出现出血较严重的活动性出血，经保守治疗无效，可能需要再次手术止血。

（2）感染：手术后可能发生感染，特别是在切口处。

可用抗生素来预防感染,并密切观察患者的体温和症状。如果发生感染,可能需要进行抗生素治疗或引流手术。

(3)尿失禁或尿潴留:先进行尿流动力学检查来评估患者的膀胱、尿道功能,并根据情况决定是否需要进行进一步的治疗,如物理治疗、药物治疗或手术修复。

(4)深静脉血栓形成:主要包括药物治疗和手术治疗。药物治疗包括抗凝治疗、溶栓治疗、抗血小板治疗等。手术治疗包括血栓切除术、静脉滤器植入等。

(5)肠梗阻:应观察患者的腹部症状和肠鸣音,并进行相关检查,如 X 线、CT 或结肠镜检查。治疗方法包括保守治疗、胃肠减压、药物治疗或手术修复。

(6)盆腔淋巴囊肿和淋巴漏:治疗盆腔淋巴囊肿的方法包括观察、药物治疗和穿刺引流。对于较小的囊肿,可以通过观察和保守治疗来缓解症状,如卧床休息、热敷和使用镇痛药物。对于较大的囊肿或症状严重的患者,可能需要进行穿刺引流,通过穿刺将囊肿内的液体抽出来,以减轻症状。避免淋巴漏的发生重在预防,尤其要注意术中操作。术中减少淋巴管损伤,凝闭扎实,可降低淋巴漏的发生率。保守治疗包括饮食控制,药物治疗等。饮食建议低脂高蛋白饮食、禁食,必要时给予营养支持。药物治疗包括奥利司他、生长抑素、奥曲肽等。保守治疗失败者考虑手术治疗。手术一般较为困难,重点在于找到破损的淋巴管并结扎。

(7)外阴及下肢水肿:可通过按摩、穿戴弹力袜、适当运动和锻炼、限盐饮食、避免长时间站立和久坐、抬高下肢等物理方法缓解,严重下肢水肿可考虑手术治疗。

(8)切口愈合不良:术后注意营养饮食;糖尿病患者在医生的指导下继续降血糖治疗;术后如有咳嗽、咳痰,注意保护伤口。

77. 宫颈癌放疗的常见并发症有哪些?

宫颈癌放疗并发症分近期和远期并发症。

（1）近期并发症：放射性肠炎，表现为大便次数增多、腹痛、腹泻、便血、黏液便等；胃肠道反应，表现为恶心、呕吐、食欲差、进食少；膀胱反应，主要症状为尿频、尿急、尿痛；其他并发症，如骨髓抑制、阴道炎、外阴炎、皮炎等。

（2）远期并发症：放射性直肠炎，表现与放射性肠炎相似，腹痛、腹泻、大便次数增多、血便、稀烂便、黏液便等；放射性膀胱炎，可出现尿频、尿急、尿痛、尿不尽感、排尿困难等；皮肤软组织纤维化，包括肠粘连、肠梗阻、阴道粘连、狭窄；严重患者可能出现直肠阴道瘘、膀胱阴道瘘等。

78. 如何处理宫颈癌放疗并发症?

宫颈癌放疗引起的并发症，以直肠、膀胱并发症最为常见。重在预防，在治疗前要作充分评估，尽量消除放疗并发症的诱发因素，特别是需要保持放射的精准度。

放疗近期并发症发生在治疗中或治疗后3~6个月内，一般不严重。全身反应一般经过对症治疗，同时给予高蛋白、维生素及有营养、易消化的饮食多能继续放疗。直肠反应通过肠镜检查可见宫颈水平附近的直肠前壁黏膜充血、水肿，给予香榆祛瘀合剂等对症治疗，必要时需暂停放疗，待症状好转后，再恢复放疗。膀胱反应经抗感染、止血及对症治疗后症状往往很快消退，必要时暂停放疗。

　　放疗远期并发症往往出现在放疗后 3～6 个月甚至更长的时间。需分别处理：①放射性直肠炎：一般轻、中度放射性直肠炎以保守治疗为主，需抗感染、止血及对症处理，也可用药物保留灌肠。②放射性膀胱炎：对轻、中度放射性膀胱炎，采用保守疗法，需抗感染、止血及对症治疗，保持膀胱空虚，失血多者需输血。重度损害者，必要时考虑手术治疗。③放射性小肠炎：较放射性直肠炎少见，临床表现为稀便、大便次数增多、黏血便、腹痛等，可对症处理。严重时出现小肠溃疡、梗阻、穿孔，需手术治疗。④盆腔纤维化：大剂量全盆腔放射后，可引起盆腔纤维化，重者可继发输尿管梗阻及淋巴管阻塞，引起下肢水肿，可用活血化瘀类药物治疗。

　　放疗并发症是许多宫颈癌患者无法继续治疗的原因之一，因此选择合理的放疗剂量、在放疗期间减少放疗并发症的发生，并发症发生后及时有效的处理尤为重要。

79. 宫颈癌化疗的常见并发症有哪些？

　　化学治疗是宫颈癌治疗的一种重要方法，化疗药物在杀灭肿瘤细胞的同时，也损伤正常细胞，引起局部或全身的毒副作用甚至导致严重并发症。

　　宫颈癌患者进行全身化疗的常见并发症包括：①化疗药物过敏，严重时可致过敏性休克，甚至死亡。②骨髓抑制，白细胞降低，血小板减少，严重时可致重症感染、发热、出血，尤其是重要脏器出血，如脑出血、胃出血、肺出血等可危及生命。③胃肠道反应，恶心、呕吐、食欲减退、大便稀薄或便秘、腹泻，严重时可致脱水、静脉炎、口腔黏膜炎症、口腔溃疡。④肝、肾及膀胱功能损害，严重时导致肝、肾功能衰竭。⑤心脏或肺功能损害,严重时可致肺纤维化、肺功能受损和衰竭、心律失常、心肌缺血、心肌损伤及心力衰竭。⑥化疗药物刺激性较强,易引起药物外渗和外漏,造成静脉炎,局部组织损伤,严重者可引起组织坏死,影响相应器官功能;其他,如药物热等。⑦手足综合征、脱发、严重周围及中枢神经受损等。⑧全身或局部色素沉着及其他毒副作用。⑨血栓形成(造成脑梗死、心肌梗死、深静脉血栓形成)。⑩有些患者化疗中及化疗后发生全身毒副作用及心、脑血管意外而有生命危险等。

80. 如何处理和预防宫颈癌化疗并发症?

化疗是宫颈癌的有效治疗手段,但化疗引发的并发症会使患者对化疗产生焦虑、恐惧心理,甚至有部分患者因无法耐受不良反应而拒绝化疗,失去最佳的治疗时间。

常见的宫颈癌化疗并发症处理如下:①胃肠道反应:患者饮食应少量多餐,清淡饮食,避免进食甜的或油腻的食物,每餐不宜过饱,要选择易消化的食物。如发生恶心呕吐,可以使用昂丹司琼、托烷司琼、阿瑞匹坦等药物治疗。②骨髓抑制:粒细胞集落刺激因子、白介素 -11、促红细胞生成素(EPO)等造血因子的广泛应用减少了并发症的发生。③脱发:脱发是化疗后很常见的症状之一。勿用力牵拉头发,避免染、烫发,停药后脱发会慢慢恢复。④神经毒性:神经毒性目前缺乏有效的治疗方法,可以应用一些营养神经的药物。⑤肾毒性:使用顺铂前先水化,用药期间多饮水能够有效地减轻顺铂导致的肾毒性。⑥口腔溃疡:可应用高压生理盐水冲洗、清洁口腔后,局部敷以口腔溃疡散、双氧水处理等。

预防化疗并发症的发生同样重要,宫颈癌患者应积极配合医生。首先,在情绪上,整个化疗过程都要保持良好的心态,在饮食上,应该进食易消化、有营养的食物,同时适当增加优质蛋白的摄入,减少脂肪、糖类的摄入,宜高维生素饮食。还需要保持足够的睡眠,多做一些有氧运动,有条件的患者可使用中药调理,中西医结合治疗。

81. 靶向治疗有哪些常见不良反应?

靶向治疗药物可引起局部或全身的毒副作用,甚至导致严重并发症,靶向治疗可能存在的常见不良反应包括:①皮肤反应如皮疹、瘙痒、皮肤干燥,过敏反应如血管性水肿和荨麻疹;②消化道症状如恶心、呕吐、厌食、腹泻;③全身反应常见乏力、脱发;④肝损伤;⑤眼部反应常见结膜炎和睑缘炎、弱视;⑥出血;⑦呼吸系统常见呼吸困难,少见间质性肺病,严重者可危及生命甚至死亡;⑧药物过敏反应;⑨高血压;⑩蛋白尿等。

82. 免疫治疗有哪些常见不良反应?

免疫治疗可引起局部或全身的毒副作用,甚至导致严重并发症,危及生命,免疫治疗可能有如下不良反应:①过敏反应。②免疫治疗可能引起肿瘤内部炎症,也可能引起正常组织炎症。③神经毒性:头痛、头晕、畏寒、颈强直、肢体运动障碍。④皮肤反应:如皮疹、瘙痒、皮肤干燥、水疱疹、剥脱性皮炎等。⑤消化道症状:如恶心、呕吐、厌食、腹泻等。⑥呼吸系统毒性:免疫相关性肺炎、咳嗽、咳痰等。⑦肝损伤:转氨酶升高等。⑧肾损伤：尿血、尿蛋白阳性等。⑨心脏损伤：心慌、心律失常、心肌炎等。⑩内分泌毒性：甲状腺功能亢进或减退、垂体炎、胰岛功能异常等。

83. 如何监测和处理靶向/免疫治疗不良反应?

靶向、免疫药物不良反应可能累及多个器官，包括皮肤、心血管、肝、肾、垂体、甲状腺等。不同药物发生率不一致，不同器官发生的中位时间也不同，一般来说皮肤出现不良反应的时间较早，在2～3周；然后是胃肠道的不良反应，腹泻、结直肠炎发生在6～7周；肝炎、转氨酶升高在8～12周。

常见的不良反应监测和处理如下：①皮肤毒性：加强皮肤护理，避免感染、压力或摩擦。轻中度患者可使用润肤剂，如维生素E乳，每天涂抹数次；应用角质溶解剂，如水杨酸、尿素等。②心脏毒性：密切监测血压情况，定期测量；监测心电图和心肌损伤标志物；心肌炎是免疫药物最危险的不良反应。③肝毒性：1级毒性的患者需要密切监测肝功能；3级及以上毒性患者，应暂时停止用药，待其恢复至1级。④肾毒性：密切监测血清钠、钾、肌酐及尿素氮水平；如果肌酐水平升高超过1.5倍或出现蛋白尿提示肾损害等。

虽然大多数患者的不良反应为1级或2级，但仍有3级以上的不良反应发生并可能导致患者死亡。大多数情况下，通过及时关注、全面复查和密切监测，比较容易及早发现常见的药物不良反应。在治疗过程中，需要注意密切监测，1级不良反应可能升级到2～3级，需在保证治疗效果的前提下降低不良反应的发生率。

84. 宫颈癌手术后会有哪些排尿变化?

宫颈癌术后短时间(1~3 个月)内会因为手术切除支配膀胱的神经、血管,出现排尿困难、加腹压协助排尿、尿潴留等尿流不畅的现象。大部分通过留置导尿管一段时间后能恢复,或采用间断导尿的方式处理。

85. 宫颈癌放疗后会有哪些排尿、排便不适?

放疗会导致尿道周围、阴道周围、肛门周围的皮肤、黏膜、血管、神经的损伤,导致排尿、排便疼痛,出血等,一般会随着放疗结束慢慢恢复。如果症状严重,可以到医院就诊,遵医嘱使用一些改善症状的药物。

86. 宫颈癌手术后排尿困难怎么办?

术后排尿困难一般与神经损伤有关,通过保留尿管,让膀胱休息,给予充足的时间恢复,或低频电刺激促进膀胱恢复,或间歇导尿,避免尿潴留,进而避免肾盂积水损伤肾功能。在治疗过程中,患者需保持耐心,避免紧张、焦虑,有很多办法都可以应用,绝大多数都能解决。

87. 宫颈癌手术后出现尿失禁怎么办?

术后长期尿失禁与手术本身损伤有关,没有特别有效的治疗方法,但有很多方法可以改善尿失禁症状或者减少尿失禁对生活质量的影响,如生活方式的改变,控制体重,避免肥胖,减少咖啡、茶等刺激尿液产生的液体摄入,物理治疗如低频电刺激等。非常严重的尿失禁,也可以尝试尿道中段悬吊术。保留神经的宫颈癌手术可能可以减少术后尿失禁的发生。

88. 宫颈癌手术后出现尿频怎么办?

术后尿频出现的概率很小,但确实有患者会出现尿频。一般先要明确尿频的程度,是否有尿急、漏尿、尿痛等伴随症状,是否有尿路感染。如果有,使用针对感染的药物。如果没有感染,可以通过排尿日记评估具体的排尿频率,通过设计合适的饮水频率、饮水量,控制在合适的时间排尿,减少咖啡、茶的摄入等多种方式解决。另外,有些患者因为精神心理或雌激素降低等原因导致的尿频,可以针对性地调整解决,如心理疏导、激素补充等。

89. 宫颈癌治疗后会便秘吗?

宫颈癌术后、放化疗后可能会出现便秘,产生的原因可能与放化疗对消化道功能的影响,局部放疗对肛周皮肤、黏膜、神经、血管的损伤,手术对盆底支持结构的损伤有关,针对不同的原因,需个体化评估,对症治疗。

90. 宫颈癌患者为什么会疼痛?

以下原因可能会导致宫颈癌患者产生疼痛:肿瘤侵犯宫颈周围的肌肉、软组织和骨骼,导致下腹部、盆腔疼痛或臀部疼痛;肿瘤转移或侵犯盆腔神经,导致神经病理性疼痛。若侵犯股神经，会导致下肢前内侧疼痛；若侵犯坐骨神经，会导致下肢后外侧疼痛；若侵犯骶神经，会导致会阴部或臀部疼痛。这类疼痛往往伴有下肢或会阴部麻木或无力表现；肿瘤压迫血管或者淋巴管，导致静脉或淋巴回流不畅，产生下肢肿胀伴疼痛；肿瘤侵犯膀胱，可导致尿频、尿急、尿痛；肿瘤侵犯直肠，或宫颈癌放疗导致放射性直肠炎，可导致肛门坠胀、疼痛。这类患者往往伴有大便带血。

91. 宫颈癌患者如何进行疼痛评分？

根据疼痛程度进行评估。一般按照数字法进行评估，0 分为无痛，10 分为完全无法忍受的疼痛。根据自身疼痛程度进行打分。1～3 分为轻度疼痛，4～7 分为中度疼痛，8～10 分为重度疼痛。疼痛控制的目的是将疼痛控制在 3 分以下，同时没有不可耐受的不良反应，以达到无痛睡眠、无痛休息甚至无痛活动的目的。根据患者的疼痛部位、性质、程度、加重及缓解因素等情况进行评估，结合病史、体格检查和影像学检查，明确疼痛原因，针对原因进行对因治疗。

92. 哪些药物可以缓解宫颈癌的疼痛？

一般根据 WHO 三阶梯药物止痛原则进行治疗。

（1）轻度疼痛患者，可以应用非甾体抗炎药（如布洛芬、吲哚美辛、塞来昔布和依托考昔等）和对乙酰氨基酚进行治疗。这类药物具有以下特点：①均具有较好的解热镇痛作用。除对乙酰氨基酚外，其他药物还具有较好的抗炎作用，因此，对无菌性炎症导致的疼痛有较好的效果。②短期应用不良反应较轻,属于非处方药物,易于获取。③镇痛强度较弱,因此适用于轻中度疼痛治疗。④具有天花板效应,剂量增加到一定程度后,止痛效果不一定增加,但不良反应随剂量增加而增加,因此会有极量限制。例如,癌痛患者长期应用对乙酰氨基酚,不建议超过 3g/d,塞来昔布不建议超过 0.4g/d。⑤长期应用可能会对胃肠道、肝、肾、血液系统和心血管等造成一定影响,造成胃溃疡甚至胃穿孔、肝肾功能损害、凝血功能异常和心血管系统损害等不良反应。因此,不建议长期应用,如果因病情需要必须长期应用,要严密监测相关不良反应,必要时应用质子泵抑制剂或黏膜保护剂预防,严重者必须停止应用。

(2)中度疼痛患者,可以应用弱阿片类药物如曲马多、可待因进行治疗。①曲马多的镇痛作用与可待因相似,大约是吗啡的 1/10。其每日最大剂量不建议超过 400mg。曲马多的机制比较复杂,对 μ 受体有中等强度的亲和力,还可以促进 5-羟色胺(5-HT)释放,同时抑制去甲肾上腺素(norepinephrine, NE)和 5-HT 的再摄取,因此,不建议与选择性 5-羟色胺再摄取抑制剂(selective serotonin reuptake inhibitor, SSRI)等药物合用,一方面可能会增加癫痫发作的风险,另一方面也有可能导致血清素激活作用增加,引起血清素综合征的风险增加。②可待因的镇痛作用仅为吗啡的 1/12,镇咳作用为其 1/4,持续时间则与吗啡相似。因此多用于中度疼痛的治疗,与解热镇痛药并用有协同作用。需要注意的是,可待因经细胞色素 P450 酶 CYP2D6 代谢为吗啡,这种酶的表达在不同人种或种族中的遗传学差异决定了可待因的代谢差异。代谢增快可导致血液中可待因的浓度高于正常,从而引起毒性效应。

（3）重度疼痛患者，若能够口服且胃肠道功能正常，可以应用强阿片类药物如吗啡缓释片、羟考酮缓释片、芬太尼透皮贴、美沙酮片、吗啡片或吗啡口服液等进行治疗；若不能口服或伴有胃肠道功能障碍如肠功能不全、肠梗阻，可以应用芬太尼透皮贴、吗啡注射液、羟考酮注射液以及静脉自控镇痛进行治疗。

阿片类药物在癌痛治疗时具有以下特点：①镇痛效果强，且镇痛效果随剂量增加而相应增强，因此适用于重度癌痛的治疗，是癌痛治疗的主要药物。②具有耐受性，即药物效果随着治疗时间延长而逐渐降低，必须增加剂量才能达到相同的治疗效果。③个体差异很大。每个人对疼痛的耐受程度不同，对止痛药物尤其是强阿片类药物的反应也不一样，因此建议从小剂量开始，缓慢增加止痛药剂量，直到达到良好止痛效果的同时不良反应最小。④最常见的不良反应为胃肠道反应（如恶心、呕吐和便秘），常常使患者难以耐受，导致患者放弃应用。因此，在应用阿片类药物之前，可预防性给予止吐药物和通便药物，待患者适应后再逐渐减少或停药，或及时对症处理。⑤有一定成瘾性。但在规范化应用于癌痛患者时，发生率非常低。⑥其他不良反应如呼吸抑制、瘙痒、尿潴留、过度镇静等，在规范化应用时发生率较低，可在规范化滴定的同时，根据症状对症处理。

由于癌症患者疼痛一般呈持续性发作，阵发性加重，因此建议在按时应用缓释止痛药物如曲马多缓释片、羟考酮缓释片或吗啡缓释片等的基础上，按需应用吗啡片、羟考酮胶囊等速释止痛药物控制暴发痛。与非甾体抗炎药和对乙酰氨基酚的镇痛机制不同，因此可以和其联合应用，使药物剂量更小，不良反应更少。

根据疼痛性质联合辅助药物进行镇痛。例如，对于癌性神经病理性疼痛患者,可以联合抗惊厥药物如加巴喷丁、普瑞巴林,或联合抗抑郁药物如度洛西汀等;对于无菌性炎症导致的中重度疼痛,可以联合非甾体抗炎药如布洛芬、塞来昔布或地塞米松等;对于骨转移患者,可以联合抗骨转移药物如伊班膦酸、唑来膦酸或地舒单抗等。

93. 哪些患者需要微创镇痛治疗?

规范化药物治疗可以使 80% 以上宫颈癌患者的疼痛得到控制,但还有 10%~20% 的患者效果不佳,或者药物相应不良反应难以耐受。这部分患者可以采用微创镇痛治疗。例如,恶心、呕吐症状严重的患者,可以在加强止吐的同时,采用静脉自控镇痛的方式进行治疗;宫颈癌相关下腹痛,可以采用上腹下神经丛毁损治疗;大剂量阿片类药物治疗效果不佳的宫颈癌疼痛患者,可以考虑鞘内镇痛治疗。由于微创治疗效果好,创伤小,在大大降低止痛药物剂量的同时,提高患者生活质量,因此,对于有适应证的患者,不需要在药物治疗无效时才开始应用,而应该在有适应证的时候尽早进行,从而取得更好的止痛效果,也可避免在需要进行微创治疗时失去治疗时机。

94. 长期服用止痛药对身体有害吗?

与疼痛对身体造成的危害相比,规范化应用止痛药物导致的一些不良反应对身体的危害要小得多。因此,不必因为担心止痛药物可能给身体造成一定影响而不敢应用止痛药物。

95. 吃止痛药会上瘾吗？

宫颈癌患者最常用的止痛药物一般有两大类：一类是非甾体抗炎药（如布洛芬、塞来昔布、依托考昔）和对乙酰氨基酚。这些药物不具有成瘾性，但长期应用有可能对胃肠道、心血管系统、血液系统以及肝肾功能造成损害，因此应尽可能避免长时间应用。另一类是阿片类药物，具有止痛效果强，对胃肠道、肝肾功能以及血液系统无器质性损害的特点，癌痛患者可以长期应用。这类药物有一定成瘾性，即停止应用后，患者为了寻求继续应用后获得的欣快感，不顾一切地强烈寻觅，以避免断药后的身心折磨。但有证据表明，癌痛患者只要规范化应用阿片类药物，成瘾发生率仅为千分之几。因此，完全不必因为惧怕成瘾而拒绝应用阿片类药物。

六. 宫颈癌随访

96. 宫颈癌的复查内容有哪些?

宫颈癌患者治疗后应有计划随诊,观察治疗效果、处理远期并发症和及时发现复发。患者有任何不适应随时就诊。随诊检查应全面,包括病史,全身检查、盆腔检查、三合诊检查;阴道细胞学、HPV 检查、肿瘤标志物(SCCA)等检查,第 1 年每 3 个月 1 次,第 2 年 4~6 个月 1 次,2 年后 6~12 个月 1 次,5 年以后 1 年 1 次;盆腔超声、胸部 X 线检查 1 年 1 次,全血检查 6 个月 1 次,必要时行肝肾功能、泌尿系统、消化道 MRI 检查,疑复发时,行 PET/CT 检查。如果保留了卵巢,还需要定期复查 B 超了解卵巢的状态。

97. 宫颈癌治疗后多久复诊?

宫颈癌治疗后应定期复查,及早发现复发、及早治疗。80% 的复发发生在术后 2 年内,随访建议患者第 1 年每 3 个月复查 1 次,第 2 年每 3~6 个月复查 1 次,第 3~5 年每 6 个月复查 1 次。随后每年随诊 1 次。若在随访期间发现复发,需及时治疗及调整复查间隔。

七. 生存质量、生活指导和临终关怀

98. 宫颈癌患者术后有哪些不适？

宫颈癌术后患者的常见不适有疼痛、腹胀、发热等，但大部分不适都很快可以消失。术后会逐步恢复，采取过渡饮食和休息，辅助抗感染治疗、抗凝治疗，都可以顺利恢复。少见的并发症有盆腔感染、肠梗阻、输尿管和膀胱损伤、肠道损伤等。宫颈癌术后的淋巴水肿、静脉血栓也值得重视，可采取相应的预防措施。宫颈癌术后最常见的问题是尿潴留、尿失禁，有些患者还会出现便秘、腹泻等肠道功能异常或性功能异常，这些问题都是宫颈癌手术破坏盆腔自主神经导致的。因此，术后关注这些问题非常重要。

99. 宫颈癌患者治疗后适合做哪些活动？

宫颈癌治疗后，可根据自身的身体状况选择适量的运动，以不引起劳累和不适为原则。鼓励宫颈癌患者术后尽早活动，避免或降低因长时间卧床导致的一系列并发症，如下肢静脉血栓、淋巴水肿、压疮、肌肉萎缩、肠梗阻等。术后当天及次日患者即可在床上适当地做抬腿或翻身等活动。术后第 2 天，可在陪护搀扶下，下床适当慢走。绝大多数患者术后 4 周左右便可进行正常活动。一般来说,术后 3 个月,宫颈癌术后患者活动基本不受限制,但应根据自身情况,如年龄、平素身体状况、基础疾病等,进行一些强度相对适宜的有氧运动及力量锻炼项目,如徒步、慢跑、瑜伽、游泳等。

100. 怎样识别宫颈癌患者的营养不良?

营养不良是肿瘤患者不良预后的独立危险因素,因此识别宫颈癌患者营养不良至关重要。宫颈癌患者的营养状况评价首先应进行营养风险筛查,在筛查中有营养风险的患者,要进一步进行营养评估。详细说来就是,首先用营养风险筛查量表(nutrition risk screening 2002,NRS 2002)对患者进行营养风险筛查,综合考察患者的疾病严重程度、营养受损情况(非计划体重丢失、饮食情况等)和年龄分层。若 NRS 2002 评分≥3 分,则表示患者有营养风险,即患者出现不良预后(如延长住院时间、发生并发症、增加住院费用等)的风险较高。对于 NRS 2002 评分≥3 分的患者,有必要进一步进行营养评估,肿瘤患者常用的营养评估工具是患者主观整体评估量表(patient-generated subjective global assessment,PG-SGA)。PG-SGA 包括患者自评表和医务人员评估表两部分,是专门为肿瘤患者设计的营养状况评估方法。PG-SGA 的患者自评表考查了患者的体重变化、进食情况、影响进食的症状和活动及身体功能,医务人员评估表考查了患者的疾病严重程度、是否有应激及体格检查结果,两部分评价表合计分数以判断患者是否有营养不良及营养不良的程度,并采取不同的措施。具体说来,PG-SGA 总分 0~1 分的患者,为营养良好,不需要营养干预,可以直接进行抗肿瘤治疗,治疗期间保持常规随诊及评价;总分 2~

3 分的患者为可疑营养不良,由营养师、护师或医生对患者和 / 或家庭进行营养教育的同时,实施抗肿瘤治疗;总分 4~8 分为中度营养不良,要由营养师进行干预,并可根据症状的严重程度,与医生和护师联合进行肠内营养或肠外营养等营养干预,同时可进行抗肿瘤治疗;总分 ≥9 分可判定为重度营养不良,急需进行症状改善和 / 或同时进行营养干预,应该先进行人工营养(肠内营养、肠外营养)1~2 周,然后在继续营养治疗的同时,进行抗肿瘤治疗。NRS 2002 和 PG-SGA 见表 7-1、表 7-2。

表 7-1　营养风险筛查量表(NRS 2002)

NRS 2002 营养风险筛查总评分(疾病相关评分 + 营养状态评分 + 年龄评分):　　分	
疾病	评分 1 分:□髋骨折　□慢性疾病急性发作或有并发症　□慢性阻塞性肺疾病　□血液透析　□肝硬化　□一般恶性肿瘤　□糖尿病 评分 2 分:□腹部大手术　□脑卒中　□重度肺炎　□血液恶性肿瘤 评分 3 分:□颅脑损伤　□骨髓移植　□ APACHE 大于 10 分的 ICU 患者
小结:疾病相关评分＿＿＿＿分	
营养状态	1. BMI(kg/m^2)　□小于 18.5(3 分) 注:因严重胸腹水、水肿得不到准确 BMI 值时,无严重肝肾功能异常者,用白蛋白替代(按 ESPEN 2006)＿＿＿g/L(<30g/L, 3 分) 2. 体重下降>5% 是在　□ 3 个月内(1 分) □ 2 个月内(2 分)　□ 1 个月内(3 分) 3. 1 周内进食量:较从前减少　□ 25%~50%(1 分) □ 51%~75%(2 分)　□ 76%~100%(3 分)
小结:营养状态评分＿＿＿＿分	
年龄	□年龄>70 岁(1 分)　□年龄≤70 岁(0 分)

续表

小结：年龄评分＿＿＿＿分
对于表中没有明确列出诊断的疾病参考以下标准，依照调查者的理解进行评分 1 分：慢性疾病患者因出现并发症而住院治疗；患者虚弱但不需卧床；蛋白质需要量略有增加，但可通过口服补充来弥补 2 分：患者需要卧床，如腹部大手术后；蛋白质需要量相应增加，但大多数人仍可以通过肠外或肠内营养支持得到恢复 3 分：患者在加强病房中靠机械通气支持；蛋白质需要量增加而且不能被肠外或肠内营养支持所弥补；通过肠外或肠内营养支持可使蛋白质分解和氮丢失明显减少
总分值≥3 分：患者有营养风险，需要营养支持，结合临床，制订营养治疗计划。每周复查营养风险筛查 注意： 适用对象：18～90 岁，住院 1 天以上，次日 8 时未行手术者，神志清醒者 不适用对象：18 岁以下或 90 岁以上，住院不过夜，次日 8 时前行手术者，神志不清者

注：APACHE.急性生理功能和慢性健康状况评分；ESPEN.欧洲肠外肠内营养学会。

表 7-2　患者主观整体评估量表（PG-SGA，成人肿瘤患者）

一、患者自评表	得分
1. 体重（累计得分）：目前体重＿＿＿＿kg，1 个月前体重约为＿＿＿＿kg，6 个月前体重约为＿＿＿＿kg （具体体重无法获得时允许有空项，1 个月前体重无法获得时，可以 6 个月的体重变化为依据；无法准确了解体重下降情况时，可以根据体重下降程度评分，体重下降无、轻、中、重、极重，分别计为 0～4 分）	
0= 过去 2 周体重无变化或增加 1=2 周内体重下降	

0=1 个月内体重下降 0~1.9%	0=6 个月内体重下降 0~1.9%
1=1 个月内体重下降 2.0%~2.9%	1=6 个月内体重下降 2.0%~5.9%
2=1 个月内体重下降 3.0%~4.9%	2=6 个月内体重下降 6.0%~9.9%
3=1 个月内体重下降 5.0%~9.9%	3=6 个月内体重下降 10.0%~19.9%
4=1 个月内体重下降 ≥10.0%	4=6 个月内体重下降 ≥20.0%

2. 进食情况(在过去 1 个月里,患者进食情况与平时相比的变化,取与调查最接近情况作为选项,本项计分取最高分计算)	
在过去 1 个月里,我的进食情况与平时相比: 0= 没变化或比以往多 1= 比以往少	
我目前进食: 0= 正常饮食,或只能通过管饲进食或静脉营养 1= 正常饮食,但比正常情况少 2= 少量固体食物 3= 只能进食流食,只能口服营养制剂 4= 几乎吃不下什么	
3. 症状(为近 2 周内经常出现的症状,偶尔一次出现的症状不能作为选择,多选,累计得分)	
近 2 周来,我有以下问题,影响我的进食: 0= 吃饭没有问题 1= 恶心,便秘,口干,食品没味道,食品气味不好,一会儿就饱;其他(如抑郁等):_____ 2= 口腔溃疡,吞咽困难 3= 无食欲,呕吐,腹泻;疼痛(部位):_____	
4. 活动和身体功能(取最高分计算)	

在过去的 1 个月内我的活动： 0= 正常 1= 不像往常，但还能起床进行轻微的活动 2= 多数时候不想起床活动，但卧床或坐椅时间不超过半天 3= 几乎干不了什么，一天内大多数时间都卧床或在椅子上；几乎完全卧床，无法起床	
（A 评分）1～4 题合计	
二、医务人员评估表	
5．疾病（B 评分，单项或多项选择，本项记分为累计得分。如患者存在工作表中没有所列出来的疾病，不予计分）	
相关诊断（特定） 0= 无以下疾病 1= 癌症 1= 获得性免疫缺陷综合征 1= 呼吸或心脏病恶病质 1= 存在开放性伤口、肠瘘或压疮 1= 创伤	
年龄： 0=≤65 岁 1=>65 岁	
6．应激状态（C 评分，累计得分）	
目前体温 0= 无发热 1=37.2～<38.3℃ 2=38.3～38.8℃ 3=>38.8℃	
如为发热，发热持续时间 0= 无发热 1=<72 小时 2=72 小时 3=>72 小时	

是否用糖皮质激素（泼尼松） □ 是，药名＿＿＿最大总剂量＿＿＿mg/d □ 否	
如用糖皮质激素，使用剂量 0= 无 1= 低剂量（<10mg/d 泼尼松或相当剂量的其他激素） 2= 中剂量（10～30mg/d 泼尼松或相当剂量的其他激素） 3= 大剂量（>30mg/d 泼尼松或相当剂量的其他激素）	
7. 体格检查（D 评分，计分按多数部位情况确定，以肌肉丢失得分为体格检查的最终得分）	
（1）脂肪丢失得分	
眼眶脂肪 0= 眼眶无凹陷，眉弓不突出 1= 眼眶轻度凹陷，眉弓轻度突出 2= 介于 1 和 2 之间 3= 眼窝凹陷明显，皮肤松弛，眉弓突出	
三头肌皮褶厚度 0= 两指间大量脂肪组织 1= 感觉与正常人相差无几，略少 2= 介于 1 和 2 之间 3= 两指间空隙很少，甚至紧贴	
下肋脂肪厚度 0= 两指间很厚，看不到肋骨 1= 感觉与正常人相差无几，可以看到肋骨轮廓 2= 介于 1 和 2 之间 3= 两指间空隙很少，甚至紧贴，下肋骨明显突出	
（2）肌肉消耗得分	
颞部（颞肌） 0= 看不到明显的凹陷 1= 轻度凹陷 2= 凹陷 3= 显著凹陷	

锁骨部位（胸部三角肌） 0= 男性看不到锁骨，女性看到锁骨但不凸出 1= 部分凸出 2= 凸出 3= 明显凸出	
肩部（二角肌） 0= 圆形 1= 肩峰轻度凸出 2= 介于 0 和 1 之间 3= 肩锁关节方形，骨骼凸出	
骨间肌 0= 拇指和示指对捏时虎口处肌肉凸出，女性可平坦 1= 虎口处平坦 2= 平坦和凹陷 3= 明显凹陷	
肩胛骨（背阔肌、斜方肌、三角肌） 0= 肩胛骨不凸出，肩胛骨内侧无凹陷 1= 肩胛骨轻度凸出，肋、肩胛、肩、脊柱间轻度凹陷 2= 肩胛骨凸出，肋、肩胛、肩、脊柱间凹陷 3= 肩胛骨明显凸出，肋、肩胛、肩、脊柱间显著凹陷	
大腿（股四头肌） 0= 圆润，张力明显 1= 轻度消瘦，肌力减弱 2= 介于 0 和 1 之间 3= 大腿明显消瘦，几乎无肌张力	
小腿（腓肠肌） 0= 肌肉发达 1= 消瘦，有肌肉轮廓 2= 消瘦，肌肉轮廓模糊 3= 消瘦，无肌肉轮廓，肌肉无力	

续表

水肿得分	
踝水肿 0= 无凹陷 1= 轻微的凹陷 2= 介于 0 和 1 之间 3= 凹陷非常明显,不能回弹	
骶部水肿 0= 无凹陷 1= 轻微的凹陷 2= 介于 0 和 1 之间 3= 凹陷非常明显,不能回弹	
腹水 0= 无移动性浊音、无振水音、腹围无增大 1= 移动性浊音阳性 2= 振水音阳性 3= 腹胀明显,腹围增大	
三、综合评价四项总分相加(A+B+C+D)	
0~1 分:营养良好 2~3 分:可疑营养不良 4~8 分:中度营养不良 ≥9 分:重度营养不良	
指导意见	得分
此时不需要干预措施,治疗期间保持常规随诊及评价	0~1
由营养师、护师或医生进行患者及患者家庭的教育,并可根据患者存在的症状和实验室检查的结果,进行药物干预	2~3
由营养师进行干预,并可根据症状的严重程度与医生、护师联合进行营养干预	4~8
急需进行症状改善和 / 或同时进行营养干预	≥9

101. 营养不良会对宫颈癌患者造成哪些危害?

宫颈癌患者发生营养不良首先会影响治疗进程,如经营养评估后被判定为重度营养不良的患者不能及时进行抗肿瘤治疗,必须经过 1～2 周的人工营养干预、改善患者营养状况后才能在人工营养的基础上同时开展抗肿瘤治疗。

营养不良对宫颈癌患者的治疗过程会产生如下不利影响:①降低放化疗疗效,增加不良反应发生率。因为,一方面,患者营养不良会使其对放化疗的耐受性下降,导致治疗延迟或中断;另一方面,伴随患者营养不良时体重的下降、身体轮廓的变化会影响放化疗的精准度。②延长住院时间、增加住院费用及死亡风险:与营养状态良好的患者相比,营养不良的患者平均住院时间延长、再入院率或再手术率升高、住院费用增加、死亡风险升高,诊断营养不良的条件之一"非计划性体重丢失"会导致生存期缩短、死亡风险升高。③影响患者的生活质量:肿瘤患者营养状况与生活质量呈直线正相关关系,从宫颈癌患者营养不良对治疗过程的影响看,其生活质量和生命质量的下降也就容易理解了。

102. 宫颈癌患者围手术期营养管理的目标是什么?

外科手术作为一种对机体的外源性创伤,可造成机体代谢紊乱及内稳态的失衡。同其他肿瘤性疾病一样,宫颈癌患者由于其本身疾病的影响加上手术创伤和术后消化功能不全或障碍,出现营养不良或营养风险较为常见。

手术创伤引发机体产生应激反应,包括一系列代谢及生理改变,从而导致基础代谢率升高,同时利用体内氮储备导致负氮平衡、糖异生及急性期蛋白合成。若机体应激期内持续性消耗营养物质,失代偿后则可能导致围手术期并发症发生。此外,肠黏膜通透性增加 4 倍,直至术后 5 天左右恢复正常,并伴随肠上皮绒毛变短,可导致肠道屏障抵御内源性细菌及毒素的能力减弱。

围手术期营养治疗旨在实现如下目标:

(1)减少负氮平衡,避免患者饥饿。

(2)最终保存肌肉、免疫及认知功能。

(3)加速术后各脏器生理功能恢复。

103. 宫颈癌患者围手术期营养治疗有哪些途径?

(1)肠内营养:宫颈癌手术治疗多以盆腔及腹腔手术为主,多数患者术后2～3天即可正常进食。对于术后出现肠梗阻或不能经口进食的患者,管饲已成为常用的替代手段,特别是对于小肠梗阻患者,经内镜应用肠梗阻导管进行肠内营养可有效维持患者的营养状态和正常胃肠功能。另外,对于接受盆腔放疗的患者,低脂饮食、要素饮食支持和肠道益生菌的添加均有利于避免或减轻放疗期间出现的胃肠道症状;适量服用抗氧化剂(维生素 A、维生素 C、维生素 E)可清除机体的氧化产物,并且抑制肠黏膜的缺血性损伤。此外,近年来发现食物中脂肪的构成对抑制肠道炎症的发生起着重要的作用,如富含中链甘油三酯和 ω-3 不饱和脂肪酸的营养制剂能够抑制肠道炎症、调节细胞免疫功能。

(2)肠外营养:静脉营养适用于以下宫颈癌患者:①抗肿瘤过程中出现严重的营养摄取及吸收障碍的患者,包括严重的恶心、呕吐、腹泻伴随酸碱平衡和电解质紊乱的患者；②宫颈癌终末期存在营养不良/恶病质，无法经口进食或耐受管饲治疗的患者。另外，接受放疗的患者静脉应用谷氨酰胺可能会减轻放射性肠炎诱发的菌群易位。

（3）膳食营养：①术后需要根据医生的指导逐步恢复饮食，从流质饮食（蛋羹、米汤、藕粉）过渡到半流质饮食（除米饭、炒菜外的其他饮食），最后到普通饮食。有些患者需要从喝水开始过渡至清流质饮食（稀米汤），再到流质饮食、半流质饮食、普通饮食。行腹主动脉旁淋巴结切除患者的过渡需要慢一些。②总体上建议少食多餐，多吃软食，多饮水，保证优质蛋白质（蛋类、精瘦肉、乳制品及豆类）摄入，保证充分的热量。在术后饮食上，除了上述注意事项外，并没有什么特别的禁忌，也不存在"发物"等概念。应该根据个人口味积极调整。③饮食摄入不达标时应遵循五阶梯原则，首先选择营养教育，然后依次向上晋级，选择 ONS、TEN、PPN、TPN。参照欧洲临床营养与代谢协会（ESPEN）指南建议，当下一阶梯不能满足 60% 目标能量需求 3～5 天时，应该选择上一阶梯。④避免吸烟，少食油腻食物。⑤多摄取富含纤维素的蔬菜、水果。⑥腹胀严重时，少进食产气食物以避免胀气加重，如萝卜、洋葱、粗粮、干豆类等。⑦积极治疗便秘，包括改变饮食习惯、饮食结构、不良排便习惯等。

104. 接受宫颈癌放疗的患者如何补充营养？

放疗为宫颈癌的重要治疗方式，对于接受放疗的宫颈癌患者，高放射剂量治疗在破坏或消灭肿瘤细胞的同时也损伤了周围正常组织细胞，这导致了肿瘤患者在接受盆腔放疗时经常出现食欲减退、腹痛、腹泻等胃肠道不良反应和营养吸收障碍。接受盆腔放疗的患者几乎均会出现胃肠道症状，而且多表现为腹泻，症状较轻的患者通常在治疗后 6 周内缓解，但约 20% 的患者症状严重，甚至被迫中断治疗，影响预后。同时，由于营养状态对放、化疗的药物剂量、治疗中断和停止影响较大，甚至有研究认为，营养指标是放化疗效果的预测因子。

放疗引起肠道上皮细胞坏死、脱落，黏膜溃疡形成，肠道屏障结构和功能完整性被破坏，可能是造成放射性肠炎的主要原因。患者常表现为腹痛、腹泻，同时可合并便血、里急后重、黏液便等症状。当放、化疗联合应用时，肠黏膜上皮细胞不良反应明显增强，使胃肠道症状进一步加重。

另外，大量临床数据证明，大部分接受盆腔放疗的患者会出现肠道菌群失调，表现为双歧杆菌、乳酸杆菌、肠球菌等优势菌群数量减少，而大肠埃希菌等潜在致病菌显著增加。过度增殖的致病菌可通过细菌蛋白酶对肠上皮直接产生破坏作用，并产生大量内毒素进入血液循环，对机体多器官产生损伤，导致多器官功能障碍综合征。

如观察到患者在接受放疗期间日常饮食摄入减少，甚至无法进食，或预计在一段时间内（3～5 日）不能消化或吸收满足至少 60% 目标能量需求的营养物质时，宜立即启动肠内营养支持，或进一步上升营养治疗阶梯，直至全肠外营养支持，以避免因营养不良造成严重后果的风险。

105. 接受化疗的宫颈癌患者如何补充营养？

对于接受化疗的患者，除了与上述接受放疗患者类似的注意事项外，饮食原则还应当坚持低纤维素、低脂、高热量、高蛋白饮食，同时限制乳糖摄入，即尽量选择清淡、易消化的食物，忌油腻和刺激性食物。

化疗期间出现恶心、呕吐和味觉异常的患者，建议注重食物的色、香、味，并在制作花样上不断翻新，并可通过少食多餐促进患者饮食摄入，必要时可采用肠内营养剂口服补充。

为防止或减轻骨髓抑制引起的血象下降，建议保证摄入一定量的红肉、动物血/内脏、鱼类及红枣、花生等食物。另外，放化疗中出现腹泻的患者应多食用富含钾的食物如土豆、桃、杏等，如临床表现为严重腹泻的患者，建议在日常饮食或肠内营养支持中添加益生菌组件，可通过维持肠道菌群平衡，纠正肠腔正常 pH 值，在一定程度上改善和缓解症状。同时，谷氨酰胺作为肠黏膜细胞的特异性免疫营养物质可能有助于修复受损的肠道上皮，可以考虑在肠内营养补充或肠外营养支持中给予适量补充。

106. 哪些锻炼对宫颈癌患者有益，并有助于提高免疫力？

随着各领域运动医学研究的深入，运动对健康的益处已经越来越清晰。越来越多的基础研究发现运动对机体微环境改善、免疫力提高、神经系统功能维护等都有积极作用。人群队列研究发现，适当的运动能有效降低人群恶性肿瘤的发生风险，降低心血管疾病患者和肿瘤患者的全因死亡风险，延缓肿瘤进展，可以改善肿瘤相关症状，减轻抗肿瘤治疗相关副作用，提高抗肿瘤治疗的耐受性和疗效，降低肿瘤转移和复发风险，提高肿瘤患者的生活质量，并可能改善其生存结局。

运动前需要进行风险评估，每位患者都应该尽可能"避免不活动"，但在制订具体的运动干预计划之前进行运动风险评估是必要的，具体包括以下三个方面。

（1）评价当前体力活动水平和病史：评估目前的体力活动水平，评估进行体力活动的障碍和运动损伤史，患病史和家族史，特别是心血管疾病家族史。

（2）常规医学评估：心肺功能评估，原发或继发性恶性肿瘤与运动康复之间的相互影响，评估手术、放化疗等方式治疗带来的影响，治疗后周周神经和肌肉骨骼的继发性病变。如果采用激素治疗，建议评估骨折发生风险。已知骨转移性疾病的患者，在开始运动之前需要通过评估确定什么是安全的运动方式、强度、频率。

（3）宫颈癌患者伴有严重肥胖时的运动风险超过恶性肿瘤部位特异性带来的运动风险，为增加其活动的安全性需要额外的医学评估，在进行较大强度有氧运动或抗阻运动前推荐对下肢淋巴水肿进行评估。

107. 哪些运动不适合宫颈癌治疗恢复期的患者？

对于宫颈癌患者来说，有一些运动锻炼是禁忌的，包括以下情况。

（1）手术后恢复期：刚刚进行宫颈癌手术或其他相关手术的患者，应该避免剧烈运动或高强度的活动，以免影响伤口的愈合和恢复。

（2）化疗或放疗期间：在接受化疗或放疗期间，身体可能会感到疲劳、虚弱和免疫力下降。因此，应避免过度疲劳和剧烈运动，以免增加身体负担和导致并发症。

（3）有严重贫血或低血压：如果有严重贫血或低血压等心血管问题，应避免过度运动或剧烈运动，以免加重症状或引发其他问题。

（4）骨质疏松或骨转移：有骨质疏松或骨转移时，应避免高强度的运动或可能导致骨折的活动，以免加重骨骼问题。

（5）其他身体状况：存在其他严重的健康问题，如心脏病、肺病、高血压等，应避免过度运动或剧烈运动，以免引起并发症或加重现有疾病。严重的并发症，如下肢静脉血栓，如果这个阶段进行运动有可能导致栓子脱落，出现肺部栓塞，引起患者呼吸困难而致死。宫颈癌伴有腹部、腹股沟或下肢肿胀或炎症的患者应在参加下半身运动之前就医治疗。具体需要专业的医生评估。

总之，宫颈癌患者在选择运动锻炼时，一定要根据自身情况和医生的建议来制订合适的计划，并避免上述禁忌证。有任何疑问或不适，建议及时咨询医生。

108. 宫颈癌治疗期间如何进行呼吸锻炼？

患者在治疗期间，尤其是围手术期，首先推荐呼吸训练。呼吸训练是常常被忽视的练习，但在患者极度虚弱的状态下，尤其是对老年患者，又是非常有效、简便易行的锻炼方法。呼吸功能锻炼是患者提高主动呼吸能力、预防肺部感染的重要措施之一，能将浅而快的呼吸模式改变为深而慢的有效呼吸，加强膈肌运动，提高通气量，改善呼吸肌力，增加体力和活动耐力。临床常用的呼吸功能锻炼方法包括缩唇式呼吸、腹式呼吸、吹气球等。

（1）缩唇式呼吸：吸气时用鼻子深深吸气，注意吸气时嘴唇轻轻闭合；呼气时嘴唇稍噘起缩小（吹口哨状），慢慢地呼气的方法。呼气的力量由患者自行调整，以能吹动面前30cm的白纸为宜。吸气和呼气时间比以1:2或1:3为宜。此方法可增加气道压力，防止小气道的早期陷闭，尽可能吐出肺部残余气体，使每次通气量上升，调整并降低呼吸频率，改善呼吸困难患者的浅快呼吸。

（2）腹式呼吸（膈呼吸）：平躺，双腿可以屈起，让腹部充分放松，将一只手放在腹部，另一只手放在胸部。通过收缩横膈膜和扩张腹部来吸气。用鼻子慢慢吸气。吸气时，放在腹部的手应该尽量被抬起，放在胸部的手尽量减少移动。慢慢地用嘴呼气（配合缩唇呼吸更佳）。每次吸气或呼气都应该缓慢而完整，目标是每分钟呼吸6～8次。这项呼吸技术的目的是通过专注于膈肌下降来增加潮气量。除了改善呼吸功能，还可以缓解精神紧张，促进胃肠道功能，改善认知状态，降低血压。注意事项：①呼吸节律应缓慢、深长。避免用力呼气或呼气过长，以免发生喘息、憋气、支气管痉挛等。如有呼吸困难或胸闷、憋气等不适症状应暂停练习。②腹式呼吸和缩唇式呼吸结合在一起练习效果更好。在经鼻吸气的同时，腹壁尽量凸起，膈肌收缩；经嘴呼气时腹壁内收，膈肌松弛。每分钟呼吸7～8次，每次10～20分钟，每日2次。熟练后逐步增加次数和时间，可使之成为自然的呼吸习惯。

（3）吹气球锻炼：方法是先深吸一口气，对着气球口慢慢吹，直到吹不动为止。需要强调的是，吹气球不在于吹的速度和量，只要尽量把气体吹出即可。锻炼时根据自身状况量力而行，不要过于勉强。吹气球可帮助肺内气体排出，改善肺部分泌物积聚，增加呼吸肌的力量。

呼吸锻炼需要持之以恒地进行，并且在锻炼时量力而行，如果感觉胸闷不适加重建议及时休息，避免在过度饥饿或饱餐后进行呼吸功能锻炼。

109. 宫颈癌患者如何进行有氧运动、抗阻运动、平衡性运动与柔韧性运动？

有氧运动、抗阻运动、平衡性运动与柔韧性运动需相互结合。

（1）有氧运动是指主要以有氧代谢提供运动中所需能量的运动方式。有氧运动除了主要由氧气参与供能外，还要求全身主要肌群参与，运动持续较长时间并且有韵律。有氧运动能锻炼心、肺功能，使心血管系统能更有效、快速地把氧传输到身体的每一个部位。通过有规律的有氧运动锻炼，人体心脏功能更强，每搏输出量更多，则供氧能力更强，脉搏数会适当减少。一个心肺功能好的人可以参加较长时间的有氧运动，且运动恢复也较快。常见的有氧运动项目有步行、快走、慢跑、打太极拳、八段锦、跳健身舞等。有氧运动的特点是强度低、有节奏、不中断和持续时间长。

（2）抗阻运动是指肌肉在克服外来阻力时进行的主动运动。能恢复和发展肌力，广泛用于各种原因所致的肌肉萎缩。传统的抗阻力训练有俯卧撑、哑铃、杠铃等项目及深蹲起等。

（3）柔韧性运动是一种以增强身体柔软度和伸展度为目的的运动方式。通过各种伸展、拉伸和放松的动作，提高肌肉和关节的灵活性，增强身体的可伸展性和可弯曲性。柔韧性运动可以减轻肌肉紧张和僵硬，改善身体姿势和身体平衡，预防运动损伤，并促进身体的血液循环。常见的柔韧性运动包括瑜伽、普拉提、伸展操等。这些运动可以通过慢慢伸展身体各个部位的方式来进行，可以是静态伸展，也可以是动态伸展。柔韧性运动不仅可以改善身体的灵活性，还可以放松紧张的身心，提高身体的舒适度和健康水平。

（4）平衡性能力训练运动是一种以提高身体平衡能力为目的的运动方式。它主要通过一系列动作来锻炼身体的平衡感和协调性，以保持身体的稳定状态。平衡性运动可以加强身体核心肌群的控制能力，提高身体的姿势控制和稳定性，从而降低跌倒和受伤的风险。常见的平衡性运动包括单腿站立、瑜伽的平衡姿势、平衡板训练等，这些运动可以刺激身体的平衡感官，加强身体各部分的协调性和稳定性，提高空间定向能力和反应速度。

患者应选择适合自己的方式、频率、时间和强度，循序渐进。宫颈癌患者的运动处方应根据患者的运动风险评估、运动能力测试结果，结合学习、工作、生活环境和运动喜好等个体化制订。运动处方应包括有氧运动、抗阻练习和柔韧性练习，根据综合评估结果组合运动方式。建议每周 3～5 天进行 150 分钟的中等强度或 75 分钟的较大强度有氧运动；抗阻运动每周 2～3 天，涉及主要肌肉群（胸部、肩部、手臂、背部、腹部和腿部），至少 1 组，重复 8～12 次；柔韧性练习每周 2～3 天。

110. 宫颈癌患者治疗后可能会出现哪些心理问题？

许多早期宫颈癌都是可以治愈的，患者在治疗完成后可长期生存。但也可能伴随出现多年的治疗相关副作用，年轻患者可能还担忧生育力保留情况。与其他妇科癌症患者相比，宫颈癌患者年龄更小，可能要承担更多的家庭和工作责任，这会影响术后康复。

宫颈癌联合治疗的相关证据表明，患者可能会经历一系列与疾病和治疗相关的生理和心理变化，包括激素水平和阴道变化（如结痂、缩短、干燥、弹性差）、更年期提前、疼痛、大小便失禁、直肠出血、腹泻、性欲下降、焦虑、抑郁、自杀念头、身体形象问题和女性认同危机，这会对患者的健康相关生活质量（health related quality of life，HRQL）产生负面影响。

　　一项前瞻性队列研究显示，接受手术联合放化疗的宫颈癌患者的焦虑评分随着治疗的推进有所降低，但在治疗 6 个月后，她们的焦虑评分仍然高于健康对照组。多项研究提示，患者会面临诸多心理和社会问题，如后悔太晚就诊、家人不理解、患病后感到耻辱和羞耻、对死亡及复发的恐惧、对治疗成本的担忧、丧失生活信心和消极、无法照顾孩子、孩子的生活和教育受影响、成为家庭的负担、家人需要照顾患者、家人及患者均无法获得收入、缺乏疾病和预后信息导致焦虑等。

　　患者的另一个突出问题是高度的性心理困扰，治疗后患者可能会经历对性行为的恐惧、性交痛、性行为次数减少以及缺乏性唤起、性欲望和性高潮。许多报道显示患者的自我意识、身体形象和性认同发生了变化；单身女性在新的关系中感到脆弱，而有伴侣的女性性欲较低，对性困难感到内疚。

111. 宫颈癌患者出现心理问题后怎么办？

　　患者出现心理问题或心理困扰后要及时寻求帮助，更好的精神健康与更少的盆底症状（排尿、排便问题）相关。患者应及时向医生了解疾病及预后信息，减少不确定性带来的焦虑，感受更多的支持与放松。

　　患者与临床医生之间缺乏沟通加重了性心理困扰。宫颈癌患者治疗后，希望得到长期的性心理相关的沟通和支持。更好地了解宫颈癌患者治疗后的生活体验可以帮助医生采用全面、以患者为中心和多学科的方法来改善性生活质量；医生应该发起并经常与患者进行关于治疗对性生活质量影响的对话，与患者携手合作，根据患者需求提供解决方案。

如果患者的心理问题持续存在并愈加突出,影响了日常生活,可寻求精神心理相关专业人员的帮助。精神心理科医生会对患者的情绪、认知、饮食、睡眠等情况进行专业、详细的临床评估,根据患者的情况提供心理支持或药物治疗。

112. 家人、朋友如何帮助患者战胜疾病?

宫颈癌患者患病后的治疗与康复绝不是单打独斗,家人尤其是丈夫或性伴侣的支持至关重要。家人需要提供情感、经济及对治疗的支持。开放的沟通、情感上的亲密以及愿意探索新的亲密方式可能会带来更大的关系满意度和生活质量。因此,让伴侣参与治疗教育、护理规划,提供夫妻咨询、消除关于性和癌症的恐惧、提供伴侣沟通方面的培训,可能会促进相互理解、沟通和支持。

鼓励患者与伴侣进行其他方式的身体亲密,如亲吻、牵手、拥抱,或身体亲密以外的形式,如亲昵的话语、相互关心、表达感激和情感等。

除了家人外,患者还可以依赖其他人的支持,包括朋友、保健工作者、同龄人等。支助包括经济、情感和心理、信息、精神和现实(包括履行家务、陪同患者看病及协助获得药物)。

与同龄患者分享经历可以得到力量与鼓励,女性相互关心更多,性生活痛苦更少,有助于使婚姻关系更亲密、对婚姻更有信心。

八. 宫颈癌预后

113. 宫颈癌治疗后肿瘤消失的可能性有多大?

对于早期宫颈癌,标准的宫颈癌根治性手术可完全切除肿瘤病灶,放化疗等治疗手段也可使病灶较小的早期宫颈癌肿瘤组织达到影像学手段无法检测到的治疗效果。但并不代表机体内部就完全没有肿瘤细胞存在,个别微小的肿瘤细胞团可能先一步浸润、转移或种植在远处器官或组织,这也是早期宫颈癌仍有一定复发概率的原因。

114. 宫颈癌可以治愈吗?

宫颈癌作为恶性肿瘤,并没有完全治愈的概念。按照 5 年生存率指标,经过规范治疗的宫颈鳞癌患者,Ⅰ期 5 年生存率可达到 80%～90%,Ⅱ期为 40%～50%,Ⅲ期为 30% 左右,Ⅳ期为 20% 左右。而宫颈腺癌的预后较差,5 年生存率仅为 20%～30%。需要注意的是,宫颈癌经初始治疗后,30%～50% 的患者仍会出现复发或转移,这部分患者治疗效果和预后均较差,长期生存率不到 20%。

115. 如果癌症复发怎么办?

复发的宫颈癌需结合患者年龄、初始治疗方式、病灶分布等多种因素进行个体化治疗。对于单纯中心性复发者，如既往曾接受放疗、病灶可完全切除，首选病灶切除或盆腔脏器廓清术；病变较小者也可行根治性放疗。对于手术后非中心性复发者，可首选根治性放疗；放疗后非中心性复发者，应根据初诊与复发的间隔时间、复发部位、复发或转移病灶数量及患者的一般情况等多因素进行个体化治疗。

九 中医中药在宫颈癌诊治中的应用

116. 中医认为哪些人容易患宫颈癌?

中医认为宫颈癌的发生多与七情内伤、饮食失调、房劳多产、房事不洁、早婚、劳累过度等有关,这些病因作用于人体会引起脏腑失调,气血失和,冲任失约,带脉不固,进一步使湿热、痰湿、瘀毒侵袭胞宫子门而发病。此外,体质与疾病也密切相关,体质类型偏湿热质、阳虚质、痰湿质的人更易发生宫颈病变。

117. 中医清除 HPV 的方法有哪些?

中医药尚未见宫颈 HPV 感染相关记载,目前的研究多将宫颈 HPV 感染归为"带下病"范畴。《傅青主女科》中记载"夫带下俱是湿症",即认为宫颈相关病变与湿邪密切相关。

中医主张内治与外治相结合的模式。中药内治主要为口服中药汤剂,中药外治主要包括栓剂、凝胶、膏剂、散剂、喷雾剂、带线棉球等中药制剂。目前中西医结合治疗宫颈 HPV 感染在临床上被广泛应用,如干扰素联合保妇康栓治疗,可提高宫颈 HPV 感染患者的转阴率。

118. 中医认为如何预防宫颈癌?

中医强调"未病先防",意思是预防重于治疗,《黄帝内经》《千金要方》等就将疾病分为"未病""欲病""已病"3个层次,强调早发现、早诊断、早治疗。首先,因为宫颈癌及癌前病变早期可以没有任何症状,所以平常要注重养生,要顺应四时变化,即"春夏养阳,秋冬养阴";其次,注重个人情志舒畅,《素问·上古天真论》曰:"恬淡虚无,真气从之,精神内守,病安从来",只有保持良好的情绪状态,才能有利于身体健康,不受病邪侵袭;同时,还应注重个体化治疗预防,清代叶天士就提出"务在先安未受邪之地",根据不同体质采用不同方药。

119. 宫颈癌可以用中医治疗吗?

单纯用中医不能治愈宫颈癌。但中医辅助治疗宫颈癌可起到增效减毒、扶正抗癌等功效。中药通常被认为副作用相对较少,用于癌症病变不同阶段的辅助治疗。在放疗和化疗的同时辅助中药治疗对提高宫颈癌患者的生存率有益处。治疗宫颈癌的常用中药多为清热解毒类、补虚类、泻下类、活血化瘀类。治疗原则为扶正为先,祛邪为辅,分证论治,以养肝为重,兼顾脾胃,起到清热利湿、抗癌解毒的作用。

宫颈癌患者的常见辨证和施治如下。

(1)肝郁气滞

临床表现:腹胀,情志郁闷,心烦易怒,胸胁胀闷不适,舌红苔白,脉弦。

治法:疏肝理气,调理冲任。

中药汤剂：逍遥散合二仙汤。

辨证加减：肝郁化热者，可加入牡丹皮、栀子、生地黄。

（2）气阴两虚

临床表现：乏力气短，头晕，口干，消瘦，手足心热，腰膝酸软，盗汗，大便秘结，舌红苔少，脉细。

治法：益气健脾，滋阴清热。

中药汤剂：四君子汤合知柏地黄汤。

辨证加减：血虚者，可加入熟地黄、白芍、阿胶。

（3）瘀毒互结

临床表现：腹痛，大便秘结或有便血，尿黄，消瘦，舌质暗，苔腻或少苔，脉沉。

治法：活血化瘀，解毒散结。

中药汤剂：桂枝茯苓丸。

辨证加减：疼痛明显者，可加入蒲黄、胆南星。

（4）湿热内蕴

临床表现：下肢浮肿，白带量多有异味，小便黄赤、尿频、尿痛，里急后重，口干，舌质红，苔黄或腻，脉滑数。

治法：清热利湿，疏肝解毒。

中药汤剂：八正散、葛根芩连汤。

辨证加减：出血者，可加入小蓟、茜草炭、蒲黄炭、血余炭、三七。

（5）脾肾阳虚

临床表现：周身浮肿，腹胀，神疲，四肢不温，便溏，舌淡有齿痕，苔腻，脉沉。

治法：温肾健脾，化湿消肿。

中药汤剂：真武汤。

辨证加减：水肿者，可加入丝瓜络、路路通。

120. 宫颈癌患者术后中医调理可用哪些口服汤剂？

宫颈癌术后应用中医调理，可以帮助术后机体尽快修复，促进伤口愈合，提高自身免疫力和抵抗力，减轻术后并发症。

常用的口服中药汤剂如下。

（1）脾胃虚寒型：拟"五味异功散"加减，药用：党参、白术，陈皮、半夏、甘草、生姜、红枣。若湿偏胜，加苍术、厚朴；寒偏胜，去生姜、红枣，加干姜、附子片、砂仁。

（2）气血不足型：拟"归脾汤"加减，药用：党参、黄芪、白术、酸枣仁、茯神、甘草、龙眼肉、红枣、生姜、远志、木香。气虚偏胜，加桂枝；血虚偏胜，加何首乌。

（3）肝肾阴虚型：拟"秦艽鳖甲汤"加减，药用：秦艽、柴胡、当归、青蒿、知母、乌梅、鳖甲、地骨皮。肝阴虚，去当归、乌梅，加白芍、龙胆草；肾阴虚，去柴胡、当归、乌梅，加银柴胡、枸杞、何首乌。

121. 宫颈癌患者术后可用哪些外用中药调理？

常用大黄芒硝外敷。

药物组成：大黄 60g，芒硝 240g，研磨成细末并混合，用麻油调成糊状。

方法：装入纱布袋，加热至 35～37℃，可外敷于引流管周围及拔除引流管后的切口位置，3 次 /d，30min/次，1 次 1 剂，连续外敷 2 周。

作用：能缩短宫颈癌术后盆腔淋巴结囊肿消退时间

及术后引流时间,改善症状及减少盆腔积液。

122. 宫颈癌患者术后针灸有何作用?

常用温针刺疗法。

取穴:尺泽、三阴交、阴陵泉、太溪、外关。

疗程:各穴位针刺得气后,留针 20 分钟,其间每隔 5 分钟行针 1 次,每日 1 次,连续治疗 5 次后休息 1 天,无疼痛等不适感。

作用:改善术后尿潴留。

123. 中医有哪些方法可以改善宫颈癌患者的心理问题?

中医认为情绪与疾病密切相关,可通过一些外治疗法来缓解患者负面情绪。

推荐一:中医五音疗法。

方法:运用古代宫、商、角、徵、羽 5 种调式的音乐,遵循情志相胜、同气相求构建具体的五音疗法治疗方案。

疗程:每次聆听时间应在 30 分钟左右,每天 2 次,5 种类型曲目均应涉及,可适当延长聆听时间,连续干预 3 个月。

作用:可有效缓解宫颈癌术后患者焦虑、抑郁,改善患者生存质量和护理满意度。

推荐二:耳穴疗法。

取穴:以皮质下、心、神门、交感为主穴,局部耳穴消毒,将王不留行籽贴在穴位上,后以适中指力按压每处穴位。

疗程:每穴每次按压 1~2 分钟,每天 4 次,睡前 30

分钟进行 1 次,每 2 日更换压贴,以 5 贴为 1 个疗程,连续使用。

作用:缓解宫颈癌患者焦虑、抑郁情绪的同时改善睡眠质量。

124. 宫颈癌患者如何选择中医药膳?

药膳的历史源远流长,体现了"药食同源"的思想,随着不断改进及广泛应用,深受百姓喜爱,又被誉为"中医营养学"。宫颈癌患者的常用药膳,可每日坚持调理服用:偏阴血虚者,常表现为头晕、耳鸣、面色无华、失眠健忘、心悸等,可选服:①百银薏枣饮(薏苡仁、银耳、百合、大枣);②黑木耳粥(黑木耳、红枣、黑芝麻、粳米);③首乌鲫鱼汤(鲜鲫鱼、何首乌、黄酒)。偏阳气虚者,常见症状有怕冷、手脚冰凉、易腹泻,乏力神疲,可服用:①桂圆山药粥(龙眼肉、山药、炒薏苡仁、枸杞子、大枣、粳米);②人参香菇汤(香菇、红参、黄豆);③黄芪童子鸡汤(童子鸡、黄芪)。

125. 中医如何治疗宫颈癌术后漏尿?

术后尿失禁多因脾肾阳虚,不能固摄膀胱,气化失利,致开合失度所致。

中医辨证治疗以补脾益气、温肾助阳、固精缩尿为原则,中药汤剂可用补中益气汤合二仙汤加减,方法:每日 1 剂,1 日 2 次,疗程为 8 周。

电针治疗也可减少患者的尿失禁次数及漏尿量,提高生活质量。取穴:主穴为中髎(双侧)、会阳(双侧)。方法:每次留针 30 分钟。每周 3 次,隔日 1 次,持续 8 周。

126. 中医如何治疗宫颈癌术后尿频?

宫颈癌术后尿频病在下焦,因肾气虚损、膀胱失约,治疗当以补肾缩尿、培土制水为原则,方用肾气丸合补中益气汤。

127. 中医如何治疗宫颈癌术后排尿困难?

宫颈癌术后尿潴留患者在基础护理干预下,联合中医多途径综合疗法,疗效肯定,可预防尿潴留,并降低尿路感染发生率,具体方法如下。

(1)中医情志干预:关心患者,讲解相关知识,指导患者进行排尿锻炼。

(2)中药汤剂:以补肾益气通利为原则。

组方:薏苡仁、女贞子、桑寄生、猪苓、黄芪、桂枝、怀牛膝、白术、萹蓄、山药、泽泻、杜仲、人参、瞿麦、茯苓、泽兰、石韦等。方法:每日1剂,1日2次。

(3)艾灸

取穴:关元、曲骨、气海、神阙、中极穴。

方法:艾条点燃后放在上述穴位上约3cm位置,以有热感但不灼热为度,每穴每次20分钟,每日1次。

(4)针刺

取穴:肾俞、三阴交、足三里、天枢等穴。

方法:用补法,每穴留针30分钟,每日1次。

(5)耳穴疗法

取穴:三焦、神门及膀胱、肾、肺等穴。

方法:局部耳穴消毒,将王不留行籽贴在穴位上,揉、捏、按穴位,以有酸、麻、胀感为度,每穴每次2分钟,每日3次。

128. 中医如何治疗宫颈癌患者的便秘?

宫颈癌患者术后胃肠功能恢复较差,大多会出现便秘等情况,需通过不同证型进行辨证施治。①热秘证候:症见:大便干结,腹胀腹痛,口干口臭、面红心烦或身热、小便短赤、舌红、苔黄燥、脉滑数。方药:麻子仁丸加减。②气秘证候:症见:大便干结或不甚干结、欲便不得出或便而不爽,肠鸣矢气,腹中胀痛,嗳气频作,纳食减少,胸胁痞满,舌苔薄腻,脉弦。方药:六磨汤加减。③血虚秘证候:症见:大便干结,面色无华,头晕目眩,心悸气短,健忘,口唇色淡,舌淡苔白,脉细。方药:润肠丸加减。④阴虚秘证候:症见:大便干结,如羊屎状,形体消瘦,头晕耳鸣,两颧红赤,心烦少眠,潮热盗汗,腰膝酸软,舌红少苔,脉细数。方药:增液汤加减。

129. 宫颈癌患者可以选择哪些养生方法?

传统运动疗法强度低,适合癌症各期患者,通过活动肢体,配合呼吸,使周身气血正常运行,从而促进康复,可改善癌症患者的疲乏症状,对患者情绪、睡眠等方面有积极作用。通过五禽戏、八段锦、太极拳、易筋经等低强度有氧运动,针对人体脏腑,能够通经络,调气血,调阴阳,激发人体正气。

参考文献

1. 魏丽惠. 基层医生宫颈病变防治培训手册. 北京：北京大学医学出版社，2022.

2. 魏丽惠. 阴道镜及宫颈细胞病理学规范化培训教材. 北京：人民卫生出版社，2020.

3. 赵超，毕蕙，赵昀，等. 子宫颈高级别上皮内病变管理的中国专家共识. 中国妇产科临床杂志，2022，23（2）：220-224.

4. 毕蕙，李明珠，赵超，等. 子宫颈低级别鳞状上皮内病变管理的中国专家共识. 中国妇产科临床杂志，2022，23（4）：443-445.

5. 王建六. 北京大学妇科常见病诊治手册. 北京：北京大学医学出版社，2021.

6. 魏丽惠，乔友林. 预防子宫颈癌百问百答：疫苗筛查治疗. 北京：人民卫生出版社，2018.

7. 赵莉，贾海波，梁晓香，等. 全国名中医刘亚娴治疗妇科疾病"不补补之法"经验. 中华中医药学刊，2020，38（11）：25-28.

8. 朱丽红，杜冬青，董晶. 281 例宫颈上皮内瘤变患者中医体质类型分布规律. 时珍国医国药，2013，24（12）：3007-3008.

9. 王久源，刘平安，孙贵香，等. "治未病"思想在中医体质量管理中的应用. 湖南中医杂志，2023，39（7）：106-110.

10. 王秀青，夏敏，陈蓉，等. 中医药治疗宫颈高危型人乳头瘤病毒感染的临床研究进展. 世界科学技术 - 中医药现代化，2022，24（7）：2557-2561.

11. 徐帅师，聂文佳，张咏梅. 宫颈人乳头瘤病毒感染治疗方法研究进展. 病毒学报，2021，37（3）：740-747.

12. 唐宇星，王敏. 子宫颈人乳头瘤病毒感染药物治疗进展. 中国实用妇科与产科杂志，2020，36（12）：1219-1221.

13. 张群群,陈媛媛,侯腾飞,等. 8 味临床常用中药抗子宫颈癌的作用机制研究进展. 中国药房,2019,30(10):1436-1440.

14. 兰俊,綦向军,莫嘉浩,等. 基于数据挖掘的中药治疗子宫颈癌用药规律分析. 中药药理与临床,2022,38(3):199-205.

15. 侯克刚,茅菲,何姣燕,等. 大黄芒硝外敷治疗子宫颈癌术后盆腔淋巴囊肿的临床研究. 中华中医药学刊,2020,38(6):109-111.

16. 夏东斌,黄泳,王熙龙. 温通水道法针刺治疗子宫颈癌根治术后尿潴留临床观察. 中国针灸,2008,28(S1):60-61.

17. 贺海霞,陈静,文希,等. 火龙罐综合灸改善子宫颈癌化疗患者心脾两虚型睡眠障碍的效果. 护理学杂志,2022,37(15):46-48.

18. 胡爱平. 中医五音疗法对子宫颈癌患者负性情绪及满意度的影响分析. 现代诊断与治疗,2021,32(7):1175-1176.

19. 张卓越,白杨. 耳穴疗法对子宫颈癌患者睡眠质量及心理状态的影响. 光明中医,2021,36(17):2851-2854.

20. 王丽敏. 应用中医护理预防子宫颈癌术后尿潴留的效果分析. 实用中医内科杂志,2021,35(11):65-67.

21. 杨格娟,王冬梅,庞瑞,等. 中医多途径综合疗法治疗子宫颈癌术后尿潴留的临床效果评价. 现代生物医学进展,2017,17(30):5900-5903.

22. 徐月芳,华诏召,尧小云,等. 补中益气汤合二仙汤加减治疗围绝经期妇女压力性尿失禁的临床疗效. 中国实验方剂学杂志,2021,27(23):125-130.

23. 苏同生,刘保延,刘志顺,等. 电针与盆底肌训练治疗女性压力性尿失禁多中心随机对照试验. 中医杂志,2021,62(5):414-418.

24. 吴曦,刘尚义. 名老中医刘尚义教授巧治窍疾医案 4 则. 中华中医药杂志,2014,29(8):2527-2530.

25. 畅金剑,王慧杰,王朝霞,等. 健脾益气、固肾养阴法结合药膳治疗下腹部常见中晚期恶性肿瘤的临床研究. 新中医,2011,43(1):90-92.

26. 苑城睿,陶萍. 传统运动疗法在整体健康中的作用. 中国老年学杂志,2020,40(24):5344-5348.

27. 毛婷婷，董筠，张慈浩，等. 易筋经在胃癌化疗患者运动康复中的运用概况. 中国民族民间医药，2023，32（3）：36-39.

28. CORREIA M I T D，WAITZBERG D L.The impact of malnutrition oil morbidity，mortality，length of hospital stay and costs evaluated through a multivariate model analysis. Clin Nutr，2003，22（3）：235-239.

29. 谢诺. 子宫颈癌近距离放疗并发直肠阴道瘘行肠内营养治疗的应用与研究. 实用药物与临床，2015，18（11）：1342-1345.

30. LAURA F C，LUCELY C P，TATIANA G C，et al. Handgrip strength，overhydration and nutritional status as a predictors of gastrointestinal toxicity in cervical cancer patients. A Prospective Study. Nutr Cancer，2022，74（7）：2444-2450.

31. MOTA A P，AREDES M A，DE OLIVEIRA MIGUEL J，et al. Nutritional status assessed by Patient-Generated Subjective Global Assessment is associated with toxicity to chemoradiotherapy in women with cervical cancer：a prospective study. Eur J Clin Nutr，2022，76（12）：1740-1747.

32. LAKY B，JANDA M，KONDALSAMY-CHENNAKESAVAN S，et al. Pretreatment malnutrition and quality of life - association with prolonged length of hospital stay among patients with gynecological cancer：a cohort study. BMC Cancer，2010，10：232.

33. ARGEFA T G，ROETS L. Malnutrition and the survival of cervical cancer patients：A prospective cohort study using the PG-SGA tool. Nutr Cancer，2022，74（2）：605-612.

34. JOU J，COULTER E，ROBERTS T，et al. Assessment of malnutrition by unintentional weight loss and its implications on oncologic outcomes in patient with locally advanced cervical cancer receiving primary chemoradiation. Gynecol Oncol，2021，160（3）：721-728.

35. SÁNCHEZ M，CASTRO-EGUILUZ D，LUVIÁN-MORALES J，et al. Deterioration of nutritional status of patients with locally advanced cervical cancer during treatment with concomitant chemoradiotherapy. J Hum Nutr Diet，2019，32（4）：480-491.

36. GOINS E C，WEBER J M，TRUONG T，et al. Malnutrition as a risk factor for post-operative morbidity in gynecologic cancer：Analysis using a national surgical outcomes database. Gynecol Oncol，2022，165（2）：309-316.

37. 张珺，杨金香，王峻峰，等. 子宫颈癌同步放化疗患者营养状况和生活质量的临床观察. 中国妇幼保健，2014，29（26）：4210-4212.

38. BRAGA M，WISCHMEYER P E，DROVER J，et al. Clinical evidence for pharmaconutrition in major elective surgery. JPEN J Parenter Enteral Nutr，2013，37（5 Suppl）：66S-72S.

39. ABUNNAJA S，CUVIELLO A，SANCHEZ J A. Enteral and parenteral nutrition in the perioperative period：state of the art. Nutrients，2013，21；5（2）：608-623.

40. MARTINDALE R G，MCCLAVE S A，TAYLOR B，et al.Perioperative nutrition：what is the current landscape? JPEN J Parenter Enteral Nutr，2013，37（5Suppl）：5S-20S.

41. TORGERSEN Z，BALTERS M. Perioperative nutrition. Surg Clin North Am，2015，95（2）：255-267.

42. GUSTAFSSON U O，LJUNGQVIST O. Perioperative nutritional management in digestive tract surgery. Curr Opin Clin Nutr Metab Care，2011，14（5）：504-509.

43. BURDEN S，TODD C，HILL J，et al.Pre-operative nutrition support in patients undergoing gastrointestinal surgery. Cochrane Database Syst Rev，2012，11：CD008879.

44. GILLIS C，CARLI F. Promoting perioperative metabolic and nutritional care. Anesthesiology，2015，123（6）：1455-1472.

45. EVANS D C，MARTINDALE R G，KIRALY L N，et al.Nutrition optimization prior to surgery. Nutr Clin Pract，2014，29（1）：10-21.

46. HERNÁNDEZ-MORENO A，VIDAL-CASARIEGO A，CALLEJA-FERNÁNDEZ A. Chronic enteritis in patients undergoing pelvic radiotherapy：prevalence，risk factors and associated complications. Nutr Hosp，2015，32（5）：2178-2183.

47. CIORBA M A, HALLEMEIER C L, STENSON W F. Probiotics to prevent gastrointestinal toxicity from cancer therapy: an interpretive review and call to action.Curr Opin Support Palliat Care, 2015, 9 (2): 157-162.

48. HARB A H, ABOU FADEL C, SHARARA A I. Radiation enteritis. Curr Gastroenterol Rep, 2002, 4 (5): 361-365.

49. BODE A M, DONG Z, WANG II. Cancer prevention and control: alarming challenges in China. Natl Sci Rev, 2016, 3 (1): 117-127.

50. SEO S S, OH H Y, LEE J K, et al. Combined effect of diet and cervical microbiome on the risk of cervical intraepithelial neoplasia. Clin Nutr, 2016, 35 (6): 1434-1441.

51. 连利娟. 林巧稚妇科肿瘤学. 4 版. 北京: 人民卫生出版社, 2006.

52. 石汉平. 肿瘤营养疗法. 中国肿瘤临床, 2014, 41 (18): 1141-1145.

53. 石汉平, 凌文华, 李薇. 肿瘤营养学. 北京: 人民卫生出版社, 2012.

54. FRUMOVITZ M, SUN C C, JHINGRAN A, et al. Radical hysterectomy in obese and morbidly obese women with cervical cancer. Obstet Gynecol, 2008, 112 (4): 899-905.

55. KIZER N T, THAKER P H, GAO F, et al. The effects of body mass index on complications and survival outcomes in patients with cervical carcinoma undergoing curative chemoradiation therapy. Cancer, 2011, 117 (5): 948-956.

56. YAVAS G, YAVAS C, KERIMOGLU O S, et al.The impact of body mass index on radiotherapy technique in patients with early-stage endometrial cancer: a single-center dosimetric study. Int J Gynecol Cancer, 2014, 24 (9): 1607-1615.

57. DE COSSE J J, RHODES R S, WENTZ W B, et al. The natural history and management of radiation induced injury of the gastrointestinal tract. Ann Surg, 1969, 170 (3): 369-384.

58. ANDREYEV J. Gastrointestinal symptoms after pelvic

radiotherapy: a new understanding to improve management of symptomatic patients. Lancet Oncol, 2007, 8(11): 1007-1017.

59. 石汉平, 许红霞, 李苏宜, 等. 营养不良的五阶梯治疗. 肿瘤代谢与营养电子杂志, 2015(1): 29-33.

60. 中国医师协会外科医师分会, 中华医学会外科学分会结直肠外科学组. 中国放射性直肠炎诊治专家共识(2018 版). 中华胃肠外科杂志, 2018, 21(12): 1321-1336.

61. 于冬梅, 赵丽云, 琚腊红, 等. 2015—2017 年中国居民能量和主要营养素的摄入状况. 中国食物与营养, 2021, 27(4): 5-10.

62. 中国抗癌协会肿瘤营养专业委员会, 国家市场监管重点实验室(肿瘤特医食品), 丛明华, 等. 中国恶性肿瘤患者运动治疗专家共识. 中国科学(生命科学), 2022, 52(4): 587-602.

63. 美国心血管 - 肺康复协会. 呼吸康复指南: 评估、策略和管理. 席家宁, 姜宏英, 译. 北京: 北京科学技术出版社, 2020.

64. WILTINK L M, KING M, MÜLLER F, et al. A systematic review of the impact of contemporary treatment modalities for cervical cancer on women's self-reported health-related quality of life. Supportive Care in Cancer, 2020, 28(10): 4627-4644.

65. MAHER E J, DENTON A. Survivorship. Late effects and cancer of the cervix. Clin Oncol(R Coll Radiol), 2008, 20(6): 479-487.

66. COHEN P A, JHINGRAN A, OAKNIN A, et al. Cervical cancer. Lancet, 2019, 393(10167): 169-182.

67. SEGAL S, JOHN G, SAMMEL M, et al. Urinary incontinence and other pelvic floor disorders after radiation therapy in endometrial cancer survivors. Maturitas, 2017, 105: 83-88.

68. TSAI L Y, WANG K L, LIANG S Y, et al. The lived experience of gynecologic cancer survivors in Taiwan. J Nurs Res, 2017, 25(6): 447-454.

69. CONIC I, MILJKOVIC S, TOSIC-GOLUBOVIC S, et al. Anxiety levels related to the type of therapy for cervical cancer. Open Medicine, 2012, 7(4): 490-496.

70. ROUSSIN M, LOWE J, HAMILTON A, et al. Sexual quality of life in young gynaecological cancer survivors: a qualitative study. Quality of Life Research, 2023, 32 (7): 2107-2115.

71. HAZEWINKEL M H, SPRANGERS M A, VELDEN J, et al. Severe pelvic floor symptoms after cervical cancer treatment are predominantly associated with mental and physical well-being and body image: a cross-sectional study. Int J Gynecol Cancer, 2012, 22 (1): 154-160.

72. SPAGNOLETTI B R M, BENNETT L R, KEENAN C, et al. What factors shape quality of life for women affected by gynaecological cancer in South, South East and East Asian countries? A critical review. Reproductive Health, 2022, 19 (1): 70.